Dr. Abhishek Sinha
Dr. Shivani Mishra

DOENÇAS NEUROMUSCULARES QUE AFECTAM A REGIÃO OROFACIAL

Dr. Abhishek Sinha
Dr. Shivani Mishra

DOENÇAS NEUROMUSCULARES QUE AFECTAM A REGIÃO OROFACIAL

Sinais, Sintomas, e Gestão

ScienciaScripts

Imprint
Any brand names and product names mentioned in this book are subject to trademark, brand or patent protection and are trademarks or registered trademarks of their respective holders. The use of brand names, product names, common names, trade names, product descriptions etc. even without a particular marking in this work is in no way to be construed to mean that such names may be regarded as unrestricted in respect of trademark and brand protection legislation and could thus be used by anyone.

Cover image: www.ingimage.com

This book is a translation from the original published under ISBN 978-620-5-52919-5.

Publisher:
Sciencia Scripts
is a trademark of
Dodo Books Indian Ocean Ltd. and OmniScriptum S.R.L publishing group

120 High Road, East Finchley, London, N2 9ED, United Kingdom
Str. Armeneasca 28/1, office 1, Chisinau MD-2012, Republic of Moldova, Europe
Printed at: see last page
ISBN: 978-620-5-67882-4

INTRODUÇÃO

"Distúrbios neuromusculares" refere-se a uma variedade de condições que prejudicam a função muscular, quer directamente através de patologias do músculo voluntário, quer indirectamente através de patologias do sistema nervoso periférico ou de junções neuromusculares. Outras doenças da medula espinal ou do cérebro não são classificadas como "neuromusculares".

O DNM tem um efeito sobre os nervos que controlam os músculos voluntários. Os músculos voluntários, como os que estão dentro dos braços e pernas, são frequentemente controlados. As mensagens que controlam estes músculos são enviadas por células nervosas, também conhecidas como neurónios. A comunicação entre o sistema nervoso e os músculos é perturbada quando os neurónios se tornam insalubres ou morrem. Devido a isto, os músculos tornam-se fracos e perdem-se. Tremores, cãibras, dores e dores, bem como problemas de articulação e movimento, podem ser sintomas de fraqueza. Pode também ter um impacto no funcionamento do coração e na respiração. [1]

As doenças neuromusculares clássicas são classificadas como doenças que envolvem neurónios motores nas cordas cranianas e espinais, raízes nervosas espinais, plexos nervosos, nervos periféricos, junções neuromusculares, e/ou músculos com base na sua localização. A composição do líquido cefalorraquidiano (LCR) nem sempre é necessária para ajudar no diagnóstico de uma suspeita de doença neuromuscular.

A electromiografia, estudos de condução nervosa, e/ou biópsias nervosas e musculares, por outro lado, são frequentemente instrumentos de diagnóstico mais importantes. Os resultados do LCR, por outro lado, podem ser informações úteis na avaliação destes pacientes. [2]

A transudação de proteínas séricas, a descarga de substâncias intracelulares de células degeneradoras, o recrutamento de células inflamatórias e/ou a montagem de citocinas e outras moléculas sinalizadoras foram todas ligadas a alterações na composição do LCR numa variedade de doenças neuromusculares[2] .

A prevalência de doenças que afectam o sistema neuromuscular varia de 3% a 5% ao longo de uma vida. Como resultado, todos os prestadores de cuidados de saúde orais encontrarão um doente que tenha tido ou esteja actualmente diagnosticado com uma doença neuromuscular. Os sinais e sintomas destas perturbações, bem como as complicações e consequências do tratamento, podem ter um impacto significativo na saúde dentária e nas decisões de gestão. [3]

CLASSIFICAÇÃO

1. Paralisia do Sino

2. Myasthenia Gravis

3. Neuralgia do trigémeo

4. Doença Cerebrovascular

5. Esclerose múltipla

6. Doença de Parkinson

7. Doença de Alzheimer

8. Transtornos de apreensão

BELL'S PALSY (Paralisia do Sétimo Nervo Idiopático: Paralisia Facial Idiopática)

Sir Charles Bell, um cirurgião escocês do século XIX que primeiro descreveu o distúrbio do nervo facial e a sua ligação a esta condição, tem o seu nome em homenagem a ele.

A paralisia do sino é uma paralisia facial aguda causada por danos no nervo facial (CN VII), que sai no forame do estilomastóide.

O CN VII viaja através de um canal estreito e ósseo no crânio chamado canal de falópio durante a maior parte da sua viagem, fornecendo os músculos de ambos os lados do rosto.

O nervo facial tem cinco ramos terminais que se encontram no interior dos músculos de expressão facial privados:

- O ramo temporal

- O ramo zigomático

- O ramo bucal

- O ramo marginal mandibular

- O ramo cervical fornece platysma [4]

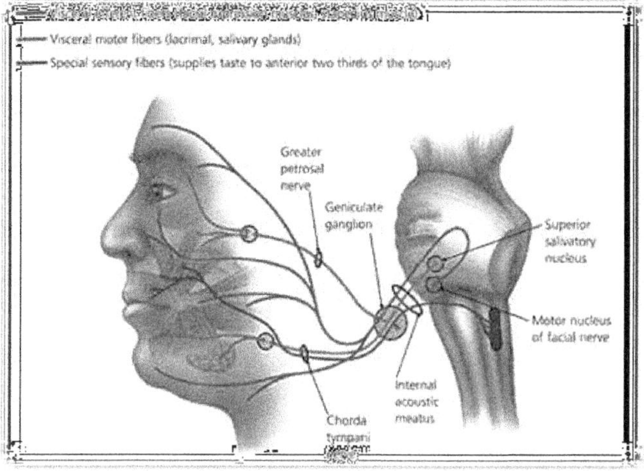

Fig 1: Anatomia do Nervo Facial

EPIDEMIOLOGIA

Nos Estados Unidos, todos os anos, cerca de 40.000 pessoas são diagnosticadas com paralisia de Bell. Anualmente, foram notificados cerca de 20 casos por cada 100.000 pessoas. [5] As infecções com vírus, hipertensão, doenças vasculares e diabetes foram todas sugeridas como causas possíveis.

Entre as outras razões:

- A doença de Lyme e a otite média são exemplos de infecções.
- Tumores como o neuroma acústico, neuroma facial, hemangioma geniculado, e neoplasia parotídea.
- A síndrome de Mobius e a microssomia hemifacial são duas causas de desenvolvimento.

- Causas traumáticas, tais como osso temporal fracturado, parto com fórceps, ferimentos penetrantes, mordidas de cão, facadas, e ferimentos de bala.[5]

A reactivação do herpes simplex tipo 1 pode desempenhar um papel importante na patogénese da paralisia de Bell, de acordo com Adour em 1977[6,7] . Tanto os homens como as mulheres são afectados, com a maior incidência a variar entre 15 - 45 anos. [6]

FISIOPATOLOGIA

Pensa-se que a compressão do sétimo nervo craniano no gânglio geniculado provoca a paralisia de Bell. O segmento labiríntico do canal facial é o mais estreito, e é aqui que ocorre a maioria dos casos de compressão. A inflamação causa compressão nervosa e isquémia devido à abertura estreita do canal facial. Uma fraqueza facial unilateral, que inclui os músculos da testa, é o achado mais comum. [8]

APRESENTAÇÃO CLÍNICA

Piscar dos olhos, protecção da córnea, respiração nasal, competência labial, fala, e sorriso são todos significativamente dificultados pela paralisia facial. A extensão da paralisia facial e o nível de comprometimento funcional do nervo facial são determinados por um exame minucioso do paciente.
O início, a progressão, os sintomas associados e os factores de risco devem ser todos determinados ao longo da história.

Para avaliação do platysma, pede-se ao paciente que levante uma sobrancelha, feche os olhos, franza o sobrolho, sorria, enfie os lábios, sopre as bochechas, e tensione o pescoço.

Os sintomas típicos incluem:

- A flacidez num dos lados da testa
- Insipiência facial
- A prega nasolabial é achatada

Sabe-se também que os sintomas aparecem dentro de horas a três dias. Em cerca de 70% dos casos, a dor ipsilateral à volta do ouvido está presente. [5,7]. Foi relatada a paralisia bilateral do sino, mas é pouco comum. [9]

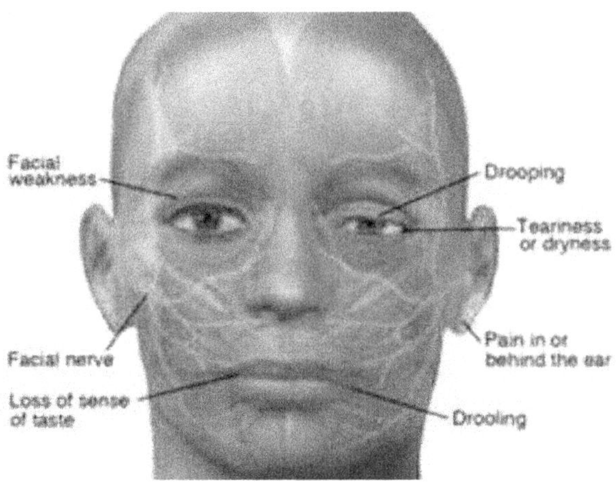

Fig.2 Sinais e Sintomas de Paralisia de Sino

DIAGNÓSTICO DIFERENCIAL

A paralisia isolada do nervo facial, semelhante à de Bell, pode ser causada por várias condições. A compressão do nervo facial e as lesões estruturais podem causar paralisia. Outras causas de paralisia do nervo periférico na glândula parótida ou no ouvido incluem síndrome de Guillain-Barré, doença de Lyme, otite média, síndrome de Ramsay Hunt, sarcoidose, e algumas vacinas contra a gripe. Estas condições podem manifestar-se como paralisias isoladas do nervo facial, mas geralmente têm características adicionais que as distinguem da paralisia de Bell.

Os doentes com doença de Lyme têm frequentemente um historial de picadas de carraças, erupções cutâneas, ou artralgia. A otite média aguda e crónica causa paralisia dos nervos faciais, que são acompanhadas de dor de ouvido e febre. Um pródromo de dor e uma erupção vesicular no canal auditivo e faringe caracteriza a síndrome de Ramsay Hunt. As polineuropatias (como a síndrome de Guillain-Barré e a sarcoidose) afectam ambos os nervos faciais com mais frequência.

Os tumores têm um início mais gradual dos sintomas que pode durar semanas ou meses. A paralisia do nervo facial pode ser causada por lesões do sistema nervoso central, tais como esclerose múltipla, AVC, ou tumor. No entanto, ao nível do tronco cerebral, alguns neurónios motores para os lados da testa cruzam-se, pelo que as fibras do nervo facial que viajam para a testa provêm de ambos os hemisférios cerebrais.

As lesões supranucleares (centrais) do nervo facial não paralisam a testa do lado afectado, resultando em paralisia facial unilateral com poupa da testa do lado afectado. No lado afectado, existe frequentemente alguma fraqueza nas extremidades[8] . No passado, as vacinas contra a gripe estavam ligadas a neuropatias periféricas. Embora as vacinas actuais contra a gripe nos Estados Unidos não tenham sido ligadas à paralisia de Bell,[10-12] uma vacina intranasal suíça recentemente desenvolvida foi retirada de uso devido a um risco muito elevado de paralisia do nervo facial pós-vacina[13] . Como as vacinas contra a gripe são actualizadas todos os anos, quaisquer casos de paralisia de Bell que ocorram no prazo de seis semanas após a vacinação devem ser comunicados às autoridades de saúde pública. [8]

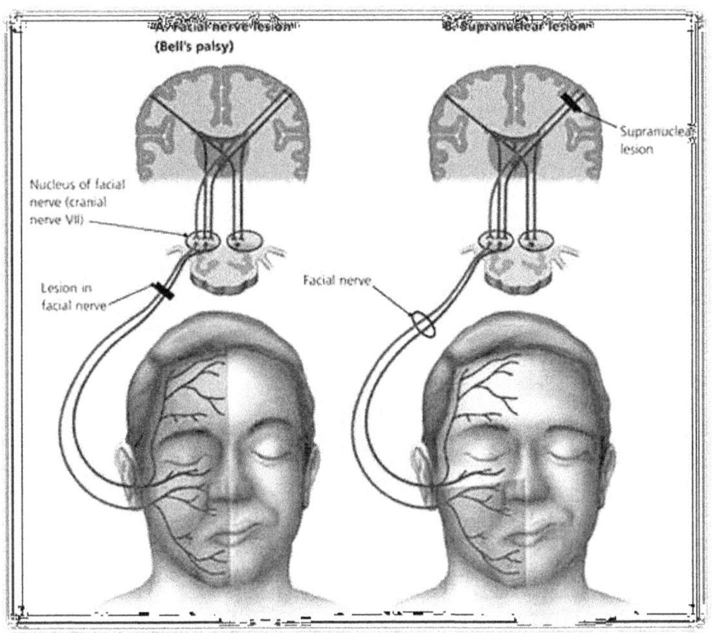

Fig 3. Pacientes com (A) uma lesão do nervo facial e (B) uma lesão supranuclear com poupa testa [8]

Quadro 1: Diagnóstico diferencial da paralisia do sino [8]

DOENÇA	DIFERENCIAÇÃO DA CAUSA	FACTORES

NUCLEAR (PERIFÉRICO)

DOENÇA	DIFERENCIAÇÃO DA CAUSA	FACTORES
A doença de Lyme	Borrelia burgdorferi (Borrelia burgdorferi Spirochete)	Exposição a carraças, erupções ou artralgia; exposição a áreas endémicas da doença de Lyme
Otite medial	Agentes patogénicos de bactérias	A dor de ouvidos, febre e perda auditiva condutiva aparecem gradualmente.
A Síndrome de Ramsay Hunt	Vírus Herpes Zoster	pródromo; erupção vesicular no canal auditivo/pharynx
Sarcoidose/ Síndrome de Guillain-Barré	Reacção auto-imune	As relações bilaterais são mais comuns.
Tumor	Cholesteatoma, glândula parótida	Onset é gradual

SUPRANUCLEAR (CENTRAL)

DOENÇA	DIFERENCIAÇÃO DA CAUSA	FACTORES
Esclerose múltipla (EM)	Desmielinização	Outros sintomas neurológicos

Stroke	Isquemia, e Hemorragia	As extremidades do lado afectado são frequentemente envolvidas
Tumor	Metástases no cérebro primário	Início gradual; mudanças no estado mental; história do cancro

AVALIAÇÃO CLÍNICA

A paralisia de Bell está muito provavelmente presente num paciente que desenvolve fraqueza facial unilateral de forma súbita. Uma vez que o início gradual de mais de duas semanas de duração sugere fortemente uma lesão em massa, uma história cuidadosa do início e da progressão da paralisia é importante.

Erupções, artralgias ou febres recentes; um historial de neuropatia periférica; vacinação anterior contra a gripe ou novos medicamentos e exposição a carraças ou doença de Lyme devem todos ser incluídos no historial médico.

O canal auditivo, a membrana timpânica e a orofaringe devem ser todos cuidadosamente examinados, assim como a função do nervo periférico nas extremidades e a palpação da glândula parótida.

O exame físico deve incluir o exame da função do nervo craniano, incluindo todos os músculos faciais, para avaliar o envolvimento da testa. [8]

INVESTIGAÇÕES

Quando se levanta as sobrancelhas do lado afectado, não há rugas assimétricas da testa.

Se os músculos da testa não forem afectados, mas a face inferior for fraca, indica uma lesão central, tal como um AVC, em vez de uma lesão do nervo facial (paralisia do sino).

Se a sua audição estiver deficiente, poderá ter de ser testada.

A activação do orbicularis oculi, dos músculos oculogíricos palpebrais, e do reflexo da córnea está entre os reflexos faciais que podem ser testados.[14]

A escala House-Brackmann[15] classifica a paralisia de Bell (I-VI) para diagnóstico e previsão de recuperação.

Normal é o grau I, e a paralisia completa é o grau VI.

Um hemograma com diferencial é normalmente solicitado para excluir infecção ou uma desordem linfoproliferativa.

Para excluir a neuropatia diabética, a hemoglobina A1C pode ser útil.

Ensaios imunossorventes ligados a enzimas e testes Western blot são também utilizados para rastrear doentes para a doença de Lyme.

Se o paciente tiver vesículas, o herpes zoster deve ser testado. É importante descartar a possibilidade de infecção pelo VIH. O diagnóstico da síndrome de Guillain-Barre é descartado pela análise do LCR. Na avaliação inicial, nem sempre se recomenda a realização de imagens.

Porque um tumor como um neuroma facial, hemangioma, colesteatoma, ou meningioma causa, 5% a 7% dos casos de paralisia facial, os pacientes com início súbito dos sintomas devem ter o seu canal auditivo interno e o rosto imitado com TC ou ressonância magnética com contraste. [5]

O nervo facial ipsilateral apresenta espessamento assimétrico anormal e hiperintensidade T2 com realce anormal na RMN e MRN[4] .

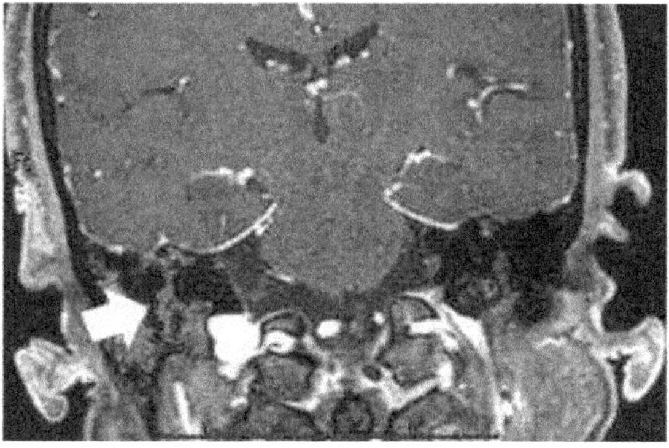

Fig 4. Uma mulher de meia-idade com sintomas e achados clínicos de paralisia do lado direito de Bell. A RM coronária pós-contraste T1 mostra espessamento anormal e aumento do nervo facial direito nos segmentos temporais do canal estilomastóideo consistente com neurite activa (seta). Nenhuma lesão de massa orgânica foi notada[4] .

ADMINISTRAÇÃO

- **CORTICOSTERÓIDES**

Em pacientes com paralisia de Bell, para tratar inflamação do nervo facial, têm sido prescritos tradicionalmente corticosteróides orais.

A Prednisona é normalmente iniciada a 60 mg diários e afunilada durante dez dias.

- **ANTIVIRALS**

Porque o HSV-1 pode desempenhar um papel na etiologia da paralisia de Bell, os medicamentos antivirais aciclovir (Zovirax) e valaciclovir (Valtrex) foram estudados para ver se podem ajudar no tratamento.

O aciclovir 400 mg ou valaciclovir 1 g pode ser tomado cinco vezes por dia durante sete dias ou três vezes por dia.

Apesar de uma revisão Cochrane de 2004 ter mencionado que as provas eram insuficientes para apoiar a utilização exclusiva destes antivíricos,[16] dois ensaios recentes controlados por placebo constataram que os medicamentos antivirais em combinação com Prednisolona resultaram numa recuperação total numa percentagem mais elevada de doentes do que a Prednisolona por si só. [17,18]

Não houve benefício quando o tratamento foi adiado por mais de quatro dias após o início dos sintomas (86 por cento contra 87 por cento). [18]

- **RECUPERAÇÃO ESPONTÂNEA**

Uma vez que a paralisia de Bell tem uma alta taxa de recuperação espontânea, é difícil estabelecer um benefício estatisticamente significativo de tratamento em ensaios controlados por placebo. O Estudo do Nervo Facial de Copenhaga analisou 2.570 pessoas com paralisia facial não tratada, incluindo 1.701 pessoas com paralisia idiopática de Bell e 869 pessoas com outros tipos de paralisia; 70% das pessoas tinham paralisia completa. Em 85% dos pacientes, a função regressou dentro de três semanas, com 71% destes pacientes a recuperar a sua plena função. Doze por cento dos pacientes com sequelas classificou-os como menores, treze por cento como suaves, e quatro por cento como graves. [9]

Alguns questionaram se o tratamento da paralisia de Bell deveria ser rotineiramente recomendado como resultado destas descobertas; no entanto, a paralisia de Bell recupera rapidamente por si só. Em ensaios controlados por placebo, estabelecer um benefício estatisticamente significativo do tratamento é difícil. [19]

Os pacientes que apresentem no prazo de três dias após o aparecimento dos sintomas e não tenham contra-indicações específicas devem ser tratados com uma combinação de aciclovir, valaciclovir, e corticosteróides orais de curta duração, com base no perfil de segurança destes.

Os doentes com paralisia completa do nervo facial têm uma taxa de recuperação espontânea mais baixa, além de serem mais susceptíveis de beneficiar do tratamento[19-22] .

- **OUTROS TRATAMENTOS**

Os pacientes com perda persistente da função (mais de 90% de perda na electroneurografia) com duas semanas foram previamente aconselhados a submeterem-se a descompressão cirúrgica no prazo de três semanas após o início.

 A perda auditiva pós-operatória é a complicação cirúrgica mais comum, afectando 3 a 15% dos doentes.

Devido ao risco significativo de danos e à falta de provas de benefício, a Academia Americana de Neurologia não recomenda actualmente a descompressão cirúrgica para a paralisia de Bell. [22]

Alguns estudos publicados consideraram a acupunctura mais eficaz do que os esteróides ou um placebo.[23]

Quadro 2: Medicamentos para o tratamento da paralisia do sino [8]

MEDICAÇÃO	DOSAGEM	AJUSTE RENAL	AJUSTE HEPÁTICO	REACÇÕES ADVERSAS

Aciclovir (Zovirax)	Adultos: 400 mg cinco vezes por dia durante sete dias Crianças com mais de dois anos de idade: 80 mg por kg diários divididos de seis em seis horas durante cinco dias, com uma dose máxima de 3.200 mg diários	Depuração de creatinina: Menos de 10 mL por minuto (0,17 mL por segundo): dar meia dose uma vez por dia 10 a 50 mL por minuto (0,17 a 0,83 mL por segundo): dar a mesma dose a cada 12 a 24 horas	Indefinido	Perturbação gastrointestinal, dores de cabeça, tonturas, enzimas hepáticas elevadas, anemia aplástica (rara)
Valacyclovir (Valtrex)	Adultos e crianças mais velhas do que 12 anos: 1 g três vezes por dia durante sete dias	Depuração de creatinina:	Valacyclovir (Valtrex)	Adultos e crianças com mais de 12 anos de idade: 1 g três vezes por dia para sete dias

Prednisona ou prednisolona	Adultos: 60 mg diários durante cinco dias, depois 40 mg diariamente durante cinco dias Crianças: 2 mg por kg diariamente durante sete a 10 dias	Nenhum	Indefinido	Dor de cabeça, nervosismo, edema, tensão arterial elevada, elevação glucose

MYASTHENIA GRAVIS

Myasthenia gravis (M.G.) é caracterizada pela destruição auto-imune da junção neuromuscular esquelética, o que causa a neurotransmissão deficiente e fraqueza muscular. [3]

EPIDEMIOLOGIA

MG pode atingir qualquer pessoa em qualquer idade e em qualquer sexo. É mais comummente diagnosticada nas mulheres nas suas segunda e terceira décadas. Os homens nas suas sexta e sétima décadas são mais susceptíveis de serem afectados.

A prevalência varia de 15 a 179 por milhão de pessoas, com uma taxa de incidência que varia de 1,7 a 21,3 por milhão. [24]

De uma forma bimodal, o sexo e a idade influenciam o aparecimento de M.G. As mulheres superam em número os homens de 7 a 3 em pacientes com menos de 40 anos. Homens e mulheres estão igualmente representados em novos casos de M.G. na quinta década. As mulheres são ligeiramente menos propensas a desenvolver M.G. após os 50 anos de idade, com uma proporção de 3:2. [24,25]

FISIOPATOLOGIA

O ataque auto-imune a componentes da junção neuromuscular (NMJ) na membrana pós-sináptica dos músculos esqueléticos estriados causa a doença na maioria dos casos.[26]

Os anticorpos contra o receptor de acetilcolina (AChR) causam a resposta auto-imune na maioria dos doentes, reduzindo o número de AChR funcionais através de um de três mecanismos: destruição directa do receptor, bloqueio dos sítios de ligação à acetilcolina, ou danos mediados pelo complemento[27] . Foram encontrados anticorpos ACh em 85% dos doentes com M.G. no passado, sendo os restantes doentes "seronegativos". [28]

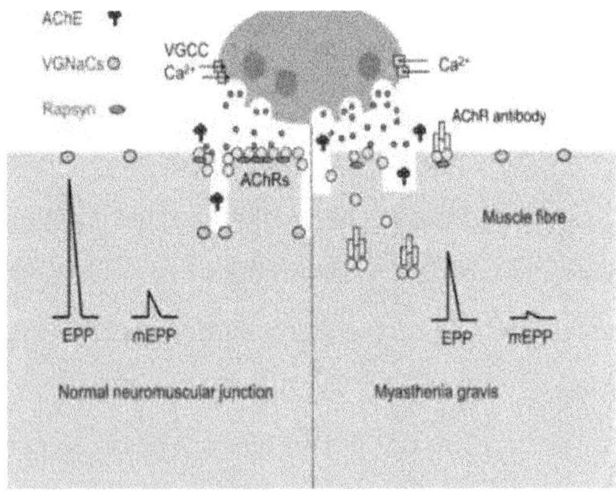

Fig 5. Patofisiologia da Myasthenia Gravis.

Com a descoberta de anticorpos contra cinase específica do músculo (anti-MuSK)[29] , anticorpos contra AChRs agrupados detectados num ensaio baseado em células sensíveis[30] , e, mais recentemente, anticorpos contra proteína 4 relacionada com receptores de lipoproteínas de baixa densidade na última década, o "seronegativo" M.G. tornou-se cada vez mais raro (Lrp4). [31] A presença de anomalias histológicas frequentes, tais como timoma e hiperplasia folicular, bem como os benefícios clínicos da timectomia, realçam o papel do timo na patogénese de M.G. [32]

A proliferação de células epiteliais causa timomas em 15 a 20% dos doentes, geralmente com mais de 40 anos. [33] O timo é o local da hiperplasia folicular em 50% dos doentes com menos de 45 anos, tipicamente mulheres com o anticorpo AChR.[34]

SINAIS E SINTOMAS

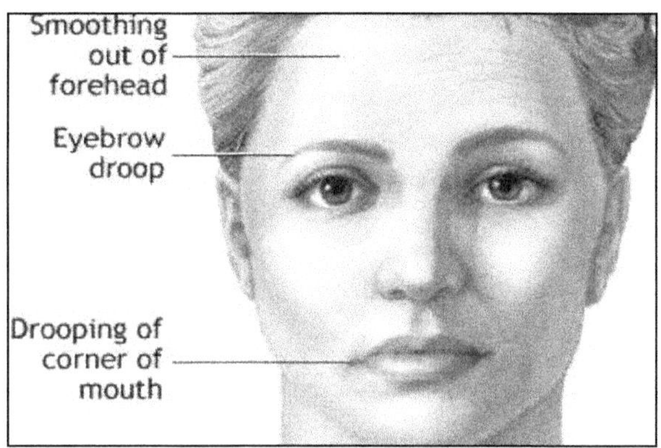

Fig.6 Sinais e Sintomas de Myasthenia Gravis.

O primeiro sintoma de M.G. é o enfraquecimento da musculatura extra-ocular, que causa ptose e diplopia em mais de metade dos casos. Em aproximadamente 15- 20% dos pacientes, contudo, a doença está limitada aos músculos extraoculares (forma ocular pura).

Os restantes 80-85% de extensa experiência de fraqueza de outros grupos musculares (forma generalizada), geralmente ocorrendo durante os primeiros dois anos após o início. [26,35] A fraqueza muscular facial e mastigatória pode desenvolver-se à medida que a condição se desenvolve, resultando em disfagia, disartria, e o aparecimento de um rosto sem expressão. [36]

Fraqueza muscular do palato mole e diminuição da mobilidade labial podem causar alterações de fonação com uma qualidade nasal. [37] Os músculos dos membros proximais, o diafragma, e os extensores do pescoço são frequentemente afectados. A fraqueza muscular varia em gravidade ao longo do dia, começando suavemente pela manhã e deteriorando-se gradualmente à medida que o dia passa, especialmente após o uso contínuo dos músculos afectados. O stress emocional, a doença sistémica (particularmente infecções respiratórias virais), o hipotiroidismo e o hipertiroidismo podem agravar os sintomas miasténicos.

A gravidez, o ciclo menstrual, a temperatura elevada do corpo, e os medicamentos e produtos farmacêuticos que têm impacto na transmissão neuromuscular, tudo isto afecta a transmissão neuromuscular. [38]
Uma crise miasténica, um colapso respiratório com risco de vida que necessita de tratamento rápido com ventilação mecânica, pode ocorrer quando os músculos respiratórios estão severamente envolvidos.

Cerca de 15-20% dos pacientes de M.G. sofrem de crise miasténica, sendo 4-8% dos casos fatais[38,39] . As crises miasténicas podem ser desencadeadas por infecções, operações cirúrgicas, medicamentos, ou stress emocional[39] . .Myasthenia Gravis Foundation of America Clinical Categorization é a classificação mais amplamente aceite para a gravidade clínica de M.G. [40]

CARACTERÍSTICAS CLÍNICAS

Aproximadamente 85% dos doentes com M.G. têm anticorpos AChR séricos detectáveis, que podem ser divididos em dois subgrupos com base em características clínicas e patogénese: MG precoce e MG tardia. As fêmeas têm uma clara vantagem em M.G. precoce (proporção de sexo 3:1).

Tanto o bulbar como os músculos do membro/tronco podem ser afectados de várias formas, sem ligação aparente entre sintomas e títulos de anticorpos. A hiperplasia tímica é comum, e a timectomia é tipicamente uma escolha de tratamento bem sucedida. [26,28,32]Em contraste, a variante tardia parece ter uma predominância masculina[41] , com a maioria dos doentes com sintomas graves e envolvimento de bulbar. [26]

Outros auto-anticorpos dirigidos contra a ryanodina, titina, e músculo estriado são normalmente observados, tal como o timoma. [26]Os doentes com anticorpos anti-MuSK (5% da população de M.G.) exibem características clínicas cruciais, incluindo serem quase exclusivamente jovens. As mulheres[42] são mais propensas a ter uma variante de condição grave, com uma ligação definitiva entre a intensidade dos sintomas e os títulos de anticorpos. [26,28]

O envolvimento ocular e a doença tímica são incomuns, embora os músculos faciais, do bulbar e respiratórios sejam regularmente afectados. [26]Crises miasténicas e insuficiência respiratória são também comuns nestes doentes. [43]Um ensaio baseado em células pode encontrar anticorpos contra AChR agrupados em cerca de metade dos doentes "seronegativos" M.G., e o seu padrão clínico é comparável à forma clássica de AChR MG. [44] Finalmente, a maioria dos doentes miasténicos com anticorpos Lrp4 (20-50% de M.G. "seronegativo") são do sexo feminino, variando de 17 a 79 anos. [28]

Por outro lado, a identificação de anticorpos AChR séricos é considerada como o padrão de ouro para diagnóstico. [45] Os anticorpos para estas proteínas são identificados em 80-85% dos doentes com M.G. generalizado e 50-60% dos doentes com M.G. ocular [46]

A administração sistémica de inibidores de acetilcolinesterase, como a neostigmina ou o edrofónio ("teste de Tensilon"), seguida de uma melhoria definitiva num músculo objectivamente fraco, pode ajudar a confirmar o diagnóstico. [47]

A estimulação nervosa repetitiva é uma abordagem típica para investigar a transmissão neuromuscular na investigação electromiográfica. Embora seja utilizada para diagnosticar M.G., a sua sensibilidade é limitada, particularmente em doentes com sintomas subtis[48] e naqueles com anti-MuSK+ M.G.[49] . Em vez disso, a electromiografia de fibra única demonstrou ter uma sensibilidade elevada (mais de 90% dos resultados positivos) e deve ser sempre utilizada no diagnóstico de M.G. [50]

OPÇÕES TERAPÊUTICAS

No tratamento M.G., existem cinco alternativas principais, três das quais são intervenções farmacológicas que podem afectar os cuidados dentários

Contudo, a terapia é extremamente personalizada, e vários critérios influenciam as escolhas de tratamento, incluindo a taxa de desenvolvimento da doença, o grau de deficiência funcional, a idade do paciente, e a distribuição da fraqueza muscular. [51,52,53] A primeira linha de tratamento é a dos inibidores da colinesterase.

Estes medicamentos evitam a decomposição da acetilcolina, permitindo a sua acumulação na NMJ.

O brometo de piridostigmina (Mestinon), o medicamento mais amplamente recomendado, é tomado oralmente a cada 4-6 horas numa dose de 30-60 mg. [27] A prednisona e a prednisolona são os corticosteróides orais mais frequentemente utilizados no tratamento de M.G. Alcançam uma melhoria considerável em até 80% dos doentes.

Os medicamentos imunossupressores como azatioprina, ciclosporina, metotrexato e ciclofosfamida podem ajudar a reduzir os efeitos secundários de doses elevadas de esteróides.

Uma excelente abordagem terapêutica para o tratamento imediato e temporário da exacerbação aguda de M.G. é a imunoterapia a curto prazo utilizando plasmaférese ou imunoglobulina intravenosa (crise miasténica). [27]

A timectomia tem recebido aceitação geral no cuidado de M.G. desde a sua introdução por Blalock et al.[54] há mais de 70 anos, e é agora combinada com o tratamento farmacêutico.

Esta operação é benéfica, especialmente em indivíduos com a doença seropositiva não tímica e hiperplasia tímica. [55,56]

Mesmo na ausência de anomalias do timo, a investigação sugere que até 85% dos doentes miasténicos desfrutam de uma melhoria significativa dos sintomas, com 35% a conseguir uma remissão sem drogas. [57]

Verificou-se que a excisão completa da glândula timo e qualquer tecido tímico ectópico disperso pela gordura mediastinal e cervical optimiza os efeitos benéficos da timectomia.

A relevância da timectomia em doentes miasténicos mais velhos, incluindo os que têm apenas M.G. ocular ou todos aqueles que são seronegativos, particularmente indivíduos anti-Musk+, é menos aparente. [54]

Quadro 3: Opções terapêuticas actuais para a myasthenia gravis [51-53]

Cholinesterase drogas	Imunossuppr-essivo agentes	Drogas sob avaliação	Intervencionista	Timectomia
Pyridostigmina	Prednisone	Tacrolimus	Plasmaférese	Transsternal
Neostigmina	Azatioprina	Ciclofosfamida	IVIG	VATS
	Cyclosporine	Rituximab		Robô-assistido
		Mycophenolate		Transcervical

CONSIDERAÇÕES DE GESTÃO DENTÁRIA

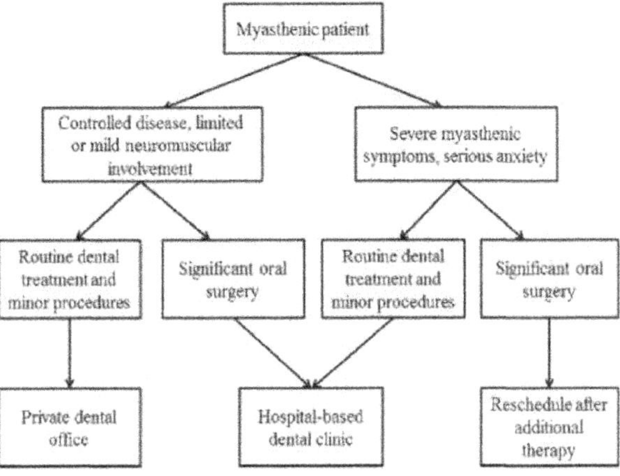

Fig 7: Uma sugestão de fluxograma para o planeamento de tratamentos dentários em doentes miasténicos.

DIAGNÓSTICO DIFERENCIAL

- Sindromes miastéticos congénitos
- Síndrome de Lambert Eaton
- Botulismo
- Intoxicação por organofosforados
- Perturbações mitocondriais envolvendo oftalmoplegia externa progressiva
- Poliradiculoneuropatia desmielinizante inflamatória aguda
- Doença dos neurónios motores
- Isquemia do tronco encefálico [58]

NEURALGIA DO TRIGÉMEO

A neuralgia do trigémeo é uma condição unilateral caracterizada por uma dor neuropática de tipo atordoante eléctrico com um início e término rápido próximo da distribuição dos nervos do trigémeo. É uma síndrome marcada por crises recorrentes de dor facial. Segundo Loh et al. (1998), a relação do local de aflição facial era de 1,4 (direita):1 (esquerda). [59] O nervo craniano afectado é o V e os seus ramos.

O TN é caracterizado por golpes de facada pontiagudos, severos, periódicos, lancinantes, semelhantes a relâmpagos, e de choque doloroso nos 2º ou 3º ramos do trigémeo, que são frequentemente unilaterais. [60-62] O TN é uma das dores neurológicas mais frequentes que afectam a área orofacial, geralmente a mais dolorosa.[63-65] . Afecta principalmente os idosos, sendo a compressão neurovascular a causa mais comum. [66-68]

TN é caracterizado como clássico ou primário, idiopático e sintomático ou secundário em termos de etiologia. Não há nenhuma causa conhecida para a TN clássica ou primária. Lesões cerebrais tais como tumores, infarto, ou esclerose múltipla causam TN sintomática ou secundária (EM).TN é definido como "típico" quando a dor paroxística não está ligada a dor constante e "atípica" quando a dor paroxística está presente mas não associada a dor crónica. [69] Em quase todos os casos de TN, a dor é quase unilateral, afectando as divisões mandibular e maxilar. [62]

De acordo com Loh et al. (1998), o ramo mandibular do nervo trigémeo contribuiu mais do que o maxilar. Um pequeno incentivo mucocutâneo na localização do nervo trigémeo afligido, também conhecido como ponto de gatilho, geralmente inicia um ataque de TN. [68,69] O histórico típico de casos de dor eléctrica episódica no fornecimento do nervo trigémeo é utilizado para diagnosticar o TN[70] . O diagnóstico e tratamento do TN, por outro lado, são complicados.

Os especialistas necessários incluem neurologistas, anestesistas, neurocirurgiões, neurorradiologistas, cirurgiões orais e maxilo-faciais, e dentistas. [71,72]

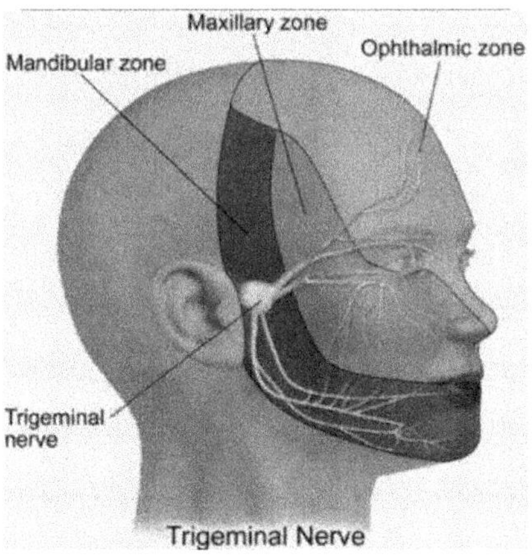

Fig 8: Divisões do Nervo do Trigémeo.

EPIDEMIOLOGIA

A prevalência de TN é estimada em 107,5 homens e 200,2 mulheres por milhão de pessoas.[73] . Na população dos EUA, a taxa de incidência de TN foi de 4,3 /100.000, sendo a taxa ajustada à idade para as mulheres consideravelmente mais elevada do que para os homens[74] . A incidência anual de TN é estimada em 4-12,5 por 100.000 pessoas, aumentando com a fase[75] . Como a idade é um factor de risco significativo, é mais provável que os sintomas apareçam depois dos 50 anos. [76] O aparecimento do TN é mais comum entre os 50 e 70 anos, mas pode por vezes desenvolver-se numa idade mais precoce.

Segundo um estudo, a idade média de início dos sintomas é de 19,63,4 anos[77] .(23,68 por cento) e entre os 41 e os 50 anos (17,35 por cento)[78] . É incomum em pessoas com mais de 30 anos, com apenas 1% dos casos ocorrendo em pessoas com menos de 20[79,80]. As mulheres têm uma taxa de incidência anual de 5,9/100.000 casos, enquanto os homens têm uma taxa de ocorrência anual de 3,4/100.000[75,81] . A TN tem uma taxa de incidência feminina em relação ao sexo masculino de 3: 2[82] .

As fêmeas (62%) têm mais probabilidades do que os machos (38%) de ter TN, com uma relação fêmea-homem de 1,6: 1[83] . Como resultado, as fêmeas correm um risco maior de desenvolver TN do que os machos, e o risco aumenta com a idade[75] . Além disso, a investigação retrospectiva de doentes com TN em Singapura e na Malásia revelou que a idade média de início é de 54,9 anos, com um intervalo de 24 a 89 anos.

As fêmeas (62%) têm mais probabilidades do que os machos (38%) de ter TN, com uma relação fêmea-homem de 1,6: 1[83] . Como resultado, as fêmeas correm um risco maior de desenvolver TN do que os machos, e o risco aumenta com a idade[80] . Além disso, a investigação retrospectiva de doentes com TN em Singapura e na Malásia revelou que a idade média de início é de 54,9 anos, com um intervalo de 24 a 89 anos. A ocorrência final ocorreu nas 6ª a 7ª décadas de vida, com a 5ª década a chegar em segundo lugar (13,6 por cento). Acontecimentos semelhantes ocorreram nos séculos IV e IX (11,4 por cento). A terceira (4,5 por cento) e a nona (2,3 por cento) décadas vieram a seguir. As mulheres representam 63,7 por cento dos doentes em relação à orientação sexual, com uma proporção de 1,75:1,00.

Os chineses tinham a maior prevalência de TN nas comunidades multiétnicas, com 68,2%, seguidos de 13,6% e 11,4% nos malaios e indianos, respectivamente. Os japoneses solitários e dois eurasianos constituíam o resto da população[59] . A esclerose múltipla (EM), para além da idade e género, é um factor de risco bem conhecido para a TN[59,77] . A esclerose múltipla foi documentada em 2- 4% dos pacientes com TN que também tiveram desmielinização[74] . A prevalência de TN na população de EM tem sido observada entre 1,0 e 6,3 por cento[84,85] .

Além disso, cerca de 4% dos doentes de EM têm uma hipótese vitalícia de desenvolver TN, sem diferença discernível entre as várias formas de EM[86] . Foi registada uma história familiar em cerca de 5% dos casos idiopáticos de TN[83] . Como resultado, as mulheres mais velhas, a EM, e um historial familiar da doença são factores a considerar.

FISIOPATOLOGIA

As anomalias causam TN no nervo trigémeo na raiz ou gânglio do nervo trigémeo. Características patofisiológicas clássicas ou idiopáticas. Uma veia caracteriza o TN na zona de passagem da raiz ou próximo desta, exercendo pressão sobre a raiz do nervo trigémeo[67,87,88] . Uma artéria que atravessa o nervo pode causar maior deslocação[89] , resultando em danos e lesões no nervo trigémeo. A lesão é tipicamente limitada e está ligada ao contacto vascular[90,91] . A dor é causada por nervos danificados por hiperexcitabilidade das fibras nervosas desmielinizadas, descarga de impulso ectópica, tanto espontânea como desencadeada após a libertação, excitação cruzada entre canais sensoriais, desferência, inibição segmentar deficiente, e transmissão enfática.

A pressão vascular da raiz do nervo trigémeo está ligada à perda focal de mielina e à proximidade de axónios desmielinizados com poucos processos astrocíticos mediadores da célula[88,90-93] . Lesões intracranianas como tumores, infartos e EM podem causar TN sintomática ou secundária[69,94] . Outras causas de TN incluem tumores intracranianos com aneurismas, angiomas ou malformações vasculares[95,96] , que podem causar compressão tumoral directa ou invólucro da raiz do nervo trigémeo[97,98] . Tumores têm sido observados com mais frequência em pacientes com menos de 39 anos de idade do que naqueles com mais de 40 anos[99] . Foi também demonstrado que a EM afecta 2 a 4% dos doentes com TN .[84]

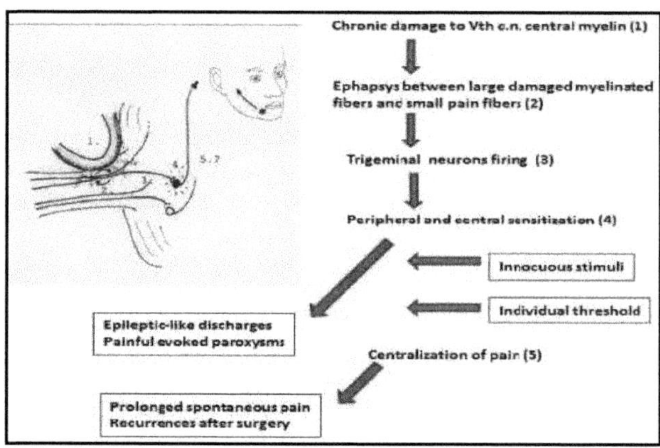

Fig. 9 Patofisiologia da Neuralgia do Trigémeo.

MANIFESTAÇÃO CLÍNICA

As crises recorrentes de dor lancinante no nervo trigémeo são uma característica do TN. [100] . Os ataques duram geralmente apenas alguns segundos, embora possam ser repetidos várias vezes num curto período de tempo. A dor intermitente é responsável por 79% de toda a dor, enquanto a dor crónica é responsável por 21%[62] . A dor é intermitente, abrupta, e muitas vezes parece um choque eléctrico, durando de alguns segundos a alguns minutos[77] . Na realidade, o TN é uma síndrome de dor relativamente prevalente, afectando principalmente a divisão mandibular e acontecendo mais frequentemente no lado direito (72,63%) do que no lado esquerdo (27,37%), com uma proporção de 2,6:1,0[80,101] . O nervo infraorbital é o nervo comunal periférico afectado, tendo vários indivíduos relatado dor sensível[78] .

A dor em TN é limitada à condução facial do nervo trigémeo e pode ser induzida por inputs para terminações sensoriais na área receptiva do trigémeo[102] . Acções simples como conversar, engolir, rir, lavar, soprar o vento, fazer a barba, abrir a boca, tocar, e mastigar são estímulos desencadeantes. No entanto, estes estímulos desencadeantes podem induzir os pacientes a evitar estímulos faciais ou bucais. A maioria dos pacientes reage a várias intensidades do estímulo agravante e muitos estímulos desencadeantes[103] .

CRITÉRIOS DE DIAGNÓSTICO

O diagnóstico de TN é feito principalmente com base no relato de um paciente sobre eventos de dor patognomónicos[104] . Uma vez que não existe um teste laboratorial específico, os principais métodos de diagnóstico são a ressonância magnética e a tomografia computorizada (Tabela 4).
Como resultado, as indicações e sintomas do paciente são cruciais para determinar o diagnóstico (Figura 10).

O TN é normalmente idiopático[105] , mas também pode ser causado por várias doenças, tais como lesões no espaço intracraniano e esclerose múltipla[85, 106, 107] . A International Headache Society (IHS) & The International Association of the Study of Pain por terem proposto os seus próprios critérios de diagnóstico da TN[108, 109] . A IASP caracteriza o TN como uma dor súbita, geralmente unilateral, extremamente breve, de corte intermitente em pelo menos um ramo da distribuição do quinto nervo craniano. Por outro lado, a IHS define o TN como uma grave dor facial unilateral caracterizada por uma dor transitória de atordoamento eléctrico localizada em pelo menos uma divisão da face do nervo trigémeo.

A dor é geralmente causada por estímulos triviais tais como fumar, espirrar ou limpar os dentes, que ocorrem espontânea e regularmente. Pequenas zonas na prega nasolabial e no queixo podem ser susceptíveis ao aparecimento de dores que se prolongam por períodos variáveis[108] . TN é caracterizado e dividido em sete tipos, de acordo com Eller et al. (2005):

I. TN1: dor idiopática que é afiada, disparada, tipo choque eléctrico, e episódica;

II. TN2: idiopático, doloroso, palpitante, ardente, e mais de 50% das dores constantes do tempo;

III. TN3: dor neuropática do trigémeo e lesão ou cirurgia do nervo trigémeo (trauma facial, cirurgia oral, cirurgia do ouvido, nariz, e garganta, cirurgia da base do crânio, cirurgia da fossa posterior, ou acidente vascular cerebral);

IV. TN4: dor por derretimento do trigémeo e lesão intencional do nervo trigémeo (gangliólise, nucleotomia, neurectomia, tractotomia, rizotomia, ou outros procedimentos desnervantes);

V. TN5: sintomático, ligado à EM

VI. TN6: pós-terpético como resultado de um surto de herpes zoster no rosto;
e

VII. TN7: dor facial incomum e dor associada a um problema de dor
somatoformal que requer uma avaliação mental para um diagnóstico
definitivo[82] .

Quadro 4: Diagnóstico de TN, MPDS e GPN de acordo com critérios
radiológicos... [110]

Doenças	Imaging (CT/MRI)
TN	Compressão vascular do nervo do trigémeo (zona de entrada da raiz) (desmielinização e remielinização) Placa MS (zona de entrada da raiz dorsal)

Gânglio do trigémeo (hipermielinização degenerativa e microneuromata)

MPDSCondyle e posição do disco de TMJ

Compressão   GPNVascular do nervo glosofaríngeo (zona de entrada da raiz)

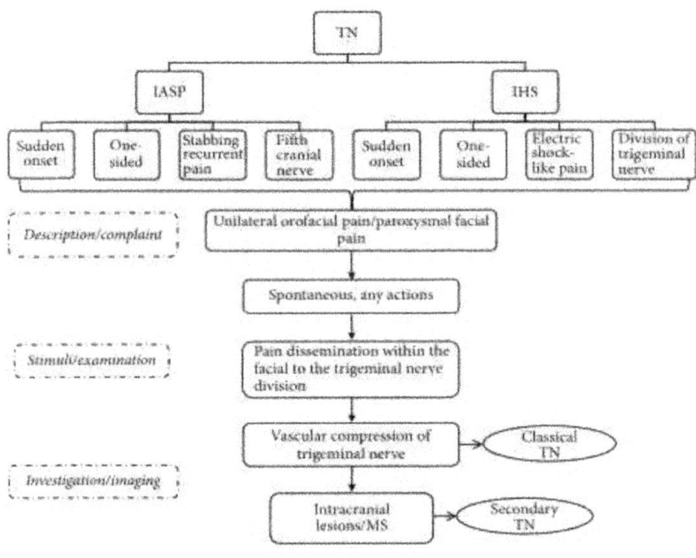

Figura 10: Os Critérios de Diagnóstico da Neuralgia do Trigémeo [110]

INVESTIGAÇÕES

A angiografia por ressonância magnética/MR (MRA)/MR neurografia são exemplos de técnicas de imagem (MRN). É necessária uma RM do cérebro no momento do diagnóstico para distinguir entre neuralgia clássica e secundária do trigémeo. Os tumores da bainha nervosa, as doenças vasculares compressivas e o aumento aberrante que acompanha a neurite são todos detectados por RMN. Como a carbamazepina e a oxcarbazepina estão contra-indicadas em indivíduos com bloqueio AV, a electrocardiografia é especialmente importante para detectar a presença de um bloqueio AV. Como os procedimentos de imagem tridimensional (3D) utilizando MRN evoluíram com excelente supressão do sinal vascular, a MRN tem sido ultimamente utilizada para identificar distúrbios neurológicos. MRN4[111] pode ser utilizado para diagnosticar neuralgia do trigémeo (Fig.11). MRN4 pode ser utilizado para identificar neuralgia do trigémeo, uma vez que mostra um aumento do sinal T2 e da espessura nos nervos aflitos[112-114] (Fig.12 & 13).

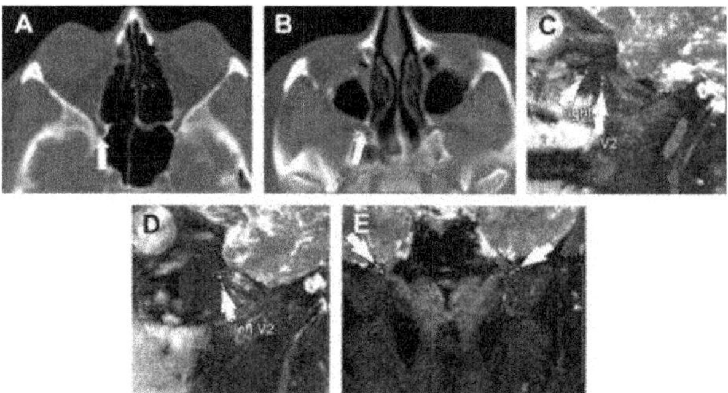

Figura 11: Jovem paciente do sexo feminino com dor facial incessante no lado direito na distribuição V2/3. Fez múltiplos estudos de imagem, incluindo ressonância magnética cerebral, tomografia computorizada (TAC) de tecido mole do pescoço, e angiografia computorizada do pescoço. Todos foram relatados como negativos. Ela foi colocada em Neurontin e começou a alucinar como um efeito adverso. A RMN foi realizada antes de uma eventual rizotomia. As imagens CT (A, B) mostram o alargamento da fissura pterigomaxilar direita (setas). (C, D) As imagens de MRN em reconstruções sagitais mostram o nervo V2 direito espessado (C) comparado com o nervo V2 esquerdo (D), confirmando a suspeita clínica de neuropatia V2 direita. O nervo V3 (setas brancas) era normal (E). Diagnóstico final da mononeuropatia hipertrófica do V2 direito [110]

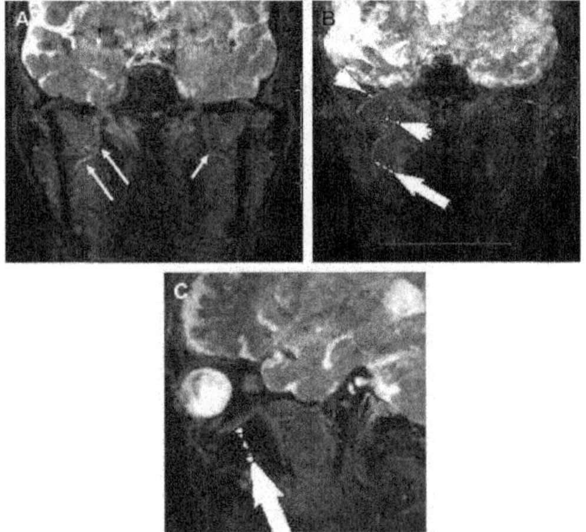

Figura 12: Mulher de meia-idade com sintomas persistentes e crescentes de neuralgia do trigémeo direito após um tratamento microvascular falhado. (A) Imagem coronal 3D MRN da área maxilofacial mostrando V3 anormalmente espesso e brilhante à direita (setas grandes) e V3 normal à esquerda (seta

pequena). (B) Notar também nervos de ramo V3 à direita anormalmente aumentados e brilhantes: auricular posterior (seta superior), alveolar posterior superior (seta do meio), e alveolar inferior (seta inferior). (C) Reconstrução sagital a partir do MRN 3D. Nervo V2 anormalmente espesso e brilhante (seta). O diagnóstico foi uma suposta neuropatia idiopática ou auto-imune. [110]

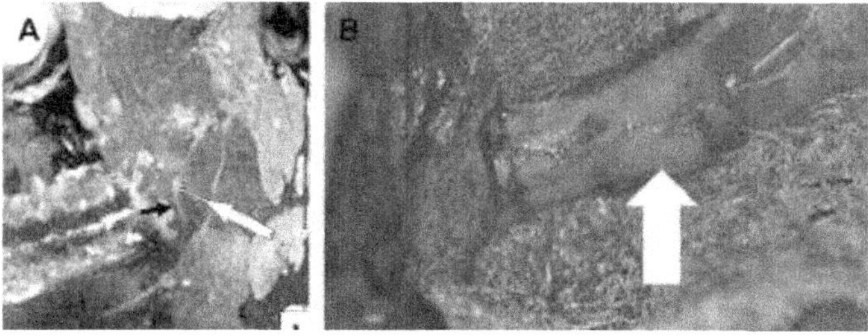

Figura 13: Jovem com um historial de 15 meses de défice sensorial do nervo lingual direito, que começou após uma extracção de dentes molares. Os testes neuro-sensoriais sugeriram uma lesão de classe II/III.

(A) A reconstrução sagital a partir do MRN 3D da área maxilofacial mostra um neuroma focal de 4,9 mm de continuidade no sulco retroglossal do lado direito (seta branca). O nervo distal adjacente tem espessamento reactivo e hiperintensidade (seta preta). (B) Os achados de lesão de classe IV de Sunderland em MRN foram confirmados intra-operatoriamente (seta) [110]

TRATAMENTO E GESTÃO

O quadro 5 mostra as numerosas substâncias farmacológicas e opções terapêuticas baseadas em técnicas cirúrgicas. Ambas as abordagens são amplamente utilizadas e eficazes[111– 113] . Tipicamente, os medicamentos farmacológicos são utilizados para tratar primeiro os doentes com TN. Em cerca de 80% dos pacientes, a dor pode ser tratada eficazmente com medicamentos[114] . O tratamento cirúrgico torna-se possível se os medicamentos não reduzirem com sucesso a dor ou se houver intolerância aos medicamentos. A carbamazepina é o tratamento de primeira linha na prática convencional, e pode aliviar a maioria dos sintomas[130, 115–117] . Outros medicamentos, tais como oxcarbazepina[118] , fenitoína[119, 120] , baclofeno[121,122] , lamotrigina[123,124] , gabapentina[125,126] , e valproato de sódio[127,128] , são eficazes na redução dos sinais e sintomas de TN na maioria dos pacientes. Alguns medicamentos são por vezes combinados com carbamazepina como adjuvante para benefícios sinérgicos no tratamento dos sintomas de TN[129,130] . Com o uso continuado, a carbamazepina ou outros medicamentos podem proporcionar menos alívio e perfis de efeitos secundários intoleráveis, necessitando de término terapêutico. Quase metade de todos os pacientes acabará por necessitar de cirurgia para aliviar a sua dor[75] . A investigação não mostra qualquer influência significativa da idade, sexo, raça, ou lado do rosto no regime farmacêutico e duração do tratamento para controlo da dor[130] . A cirurgia cirúrgica é preferida quando os medicamentos já não proporcionam alívio da dor. A cirurgia visa evitar que a artéria sanguínea comprima ou danifique o nervo do trigémeo. Neurectomia dos ramos do nervo trigémeo fora do crânio[131-133] , rizotomia térmica por radiofrequência percutânea, lesões do nervo trigémeo ou do gânglio trigémeo induzidas pelo calor, rizotomia retrogasseriana percutânea de glicerol, injecção de glicerol na cisterna do trigémeo[113,134,135] , compressão física, microcompressão do gânglio trigémeo por balão[136] . Estas operações são concebidas para aliviar os sintomas de TN, aliviando a compressão nervosa em alguma fase durante a progressão da doença. Depois disso, a gestão do TN depende de um diagnóstico rápido e preciso, bem como de uma terapia oportuna e bem sucedida, porque os sintomas podem ser debilitantes.

OPÇÕES DE MEDICAMENTOS PARA O TRATAMENTO DA NEURALGIA DO TRIGÉMEO

Tratamento Padrão -

Droga	Efeitos adversos	Dose sugerida	Comentário
Carbamazepina	Sonolência, ataxia, náusea, obstipação;	100 mg duas vezes por dia; aumentar conforme necessário de 50-100 mg a cada 3-4 dias; intervalo alvo 400-1000	A dose pode precisar de ser ajustado após 3 semanas por causa de indução enzimática

		mg/dia	
Baclofen	Sonolência,hipotonia; evitar a retirada abrupta	10 mg três vezes por dia; aumentar conforme necessário em 10 mg/dia; dose alvo 50-60 mg/dia	Pode ser útil em pacientes com esclerose múltipla onde a sua anti-espasticidade os efeitos podem ser aproveitados
Gabapentina	Sonolência,ataxia, diarréia;	300 mg uma vez por dia; aumentar, se necessário, em 300 mg cada 3 dias em doses divididas (três vezes ao dia); dose alvo 900- 2400 mg diários	Amplamente utilizado para neuralgia do trigémeo embora provas é fraca; a prova base em outros tipos de dores neuropáticas muito mais forte
Lamotrigina	Sonolência, tonturas, prisão de	25 mg duas vezes por	Provavelmente melhor tolerado do que carbamazepina, mas

	ventre, náuseas; num ensaio aleatório controlado	dia; aumentar em 50 mg semanalme nte; dose alvo 200-600 mg diariament e	precisa titulação lenta; pode portanto têm um papel em
	os efeitos secundários não foram diferentes dos do placebo		os idosos ou d o e n t e s com esclerose múltipla que têm doenças menos graves
Oxcarbazepina	Tonturas, fadiga, erupção cutânea e hiponatraemia	300 mg duas vezes por dia; aumentar em 600 mg semanalme nte; dose alvo 600-2400 mg diariament e	Evidência fraca; estruturalmente semelhante à carbamazepina, embora provavelmente melhor tolerado; usado como droga de primeira linha na Escandinávia
Fenitoína	Sonolência, ataxia, vertigem, hipertrofia da gengiva	300 mg por dia; a dose pode ser alterada para alcançar a terapêutica concentraç	Primeira droga utilizada no gestão bem sucedida de neuralgia do trigémeo; poucas provas mas dose rápida titulação e uma vez por dia de dosagem são vantagens

		ões de plasma	
Pimozide	Efeitos secundários extrapiramidais, arritmia cardíaca, morte súbita	2 mg uma vez por dia; aumentar, se necessário, em 2 mg semanalmente; dose alvo 2-12 mg/dia.	Uma droga eficaz mas de uso é severamente limitado por efeitos extrapiramidais e toxicidade cardíaca; potencial de discinesia tardive limites de utilização ainda mais

Quadro 5: Características e gestão da neuralgia do trigémeo na região maxilofacial.[110]

Diseases	Clinical features	Pharmacological treatments	Side effects	Surgical/social treatments	Limitations
Trigeminal neuralgia	Pain, electric shock-like Pain duration, seconds Intensity, severe Localization, good Characteristics, trigger zone, diurnal Trigger points, nonnoxious stimulus	Carbamazepine	(i) Development of resistance and intolerance (ii) Dizziness (iii) Nausea (iv) Ataxia (v) Vomiting (vi) Nervousness	Percutaneous trigeminal rhizotomy	(i) Recurrence of pain (ii) Dysesthesia (troublesome numbness) (iii) Loss of corneal reflex
		Oxcarbazepine	(i) Dizziness (ii) Fatigue (iii) Nausea (iv) Vomiting (v) Headache (vi) Acne (vii) Dry mouth (viii) Constipation	Ablative peripheral procedures (neurectomy)	(i) Less morbidity but with chance of recurrence
		Gabapentin	(i) Dizziness (ii) Fatigue (iii) weight gain (iv) Drowsiness (v) peripheral edema		
		Pregabalin	(i) Dizziness (ii) Blurred vision (iii) Diplopia (iv) Increased appetite and subsequent weight gain (v) Euphoria, confusion, and vivid dreams (vi) Changes in libido (increase or decrease) (vii) Memory impairment (viii) Tremors (ix) Dry mouth (x) Erectile dysfunction (xi) Peripheral edema (xii) Nasopharyngitis (xiii) Increased creatinine kinase level	Microvascular decompression	(i) Low recurrence of pain (ii) Chance of causing nerve damage (iii) Hearing loss, double vision, facial numbness, or paralysis
		Topiramate	(i) Paresthesia (ii) Nausea (iii) Lack of concentration (iv) Diplopia (v) Nervousness and dizziness (vi) Memory impairment (vii) Speech disturbance (viii) Disturbance (ix) Diarrhea	Gamma knife radiosurgery	(i) Tenderness develops where the screws or pins were placed (ii) Hair loss where the radiation was directed (iii) Damage to surrounding tissues in the brain, caused by swelling

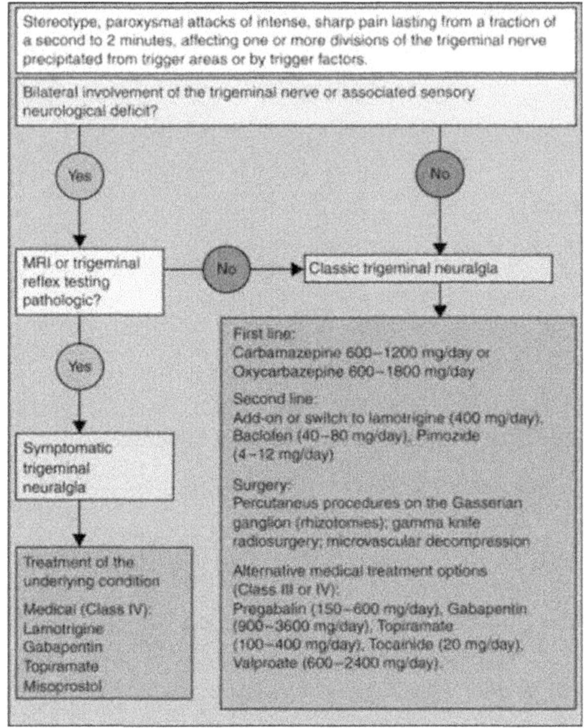

Fig. 14 Tratamento e gestão da Neuralgia do Trigémeo

DOENÇA CEREBROVASCULAR

Doença cerebrovascular é um termo usado para descrever doenças que causam danos aos vasos sanguíneos cerebrais, resultando numa redução da circulação cerebral. Ataque isquémico transitório (AIT), definido como um défice neurológico focal reversível, agudo e de curta duração ("mini AVC") resultante de isquemia cerebral transitória (reversível em 24 horas) e localizada. [3]

ETIOLOGIA & EPIDEMIOLOGIA

Apesar de uma queda de 38% na taxa relativa de morte por AVC na última década e uma queda de 22,8% no número real de mortes por AVC, os AVC continuam a ser a quarta principal causa de morte e a principal causa neurológica de incapacidade a longo prazo nos Estados Unidos e na Europa, com mais de 795 (610.000 primeiros eventos) AVC e 140.000 mortes relacionadas com AVC por ano nos EUA. O acidente vascular cerebral foi responsável por cerca de uma em cada 19 mortes nos Estados Unidos em 2010. Alguém nos Estados Unidos recebe um AVC a cada 40 segundos em média, e alguém morre de um AVC a cada 4 minutos.

O risco de AVC aumenta com a idade, com uma taxa bruta ajustada à idade por 1000 pessoas de 0,5 para as pessoas com 18 a 44 anos, 2,5 para as pessoas com 45 a 64 anos, 6,9 para as pessoas com 65 a 74 anos, e 12,4 para as pessoas com 75 anos ou mais. Prevê-se que a incidência de AVC e morte aumente à medida que a população envelhece, com algumas projecções a preverem uma duplicação até 2020. 3,5,6 A AIT é responsável por cerca de

15% de todos os acidentes vasculares cerebrais; o risco de AVC a curto prazo após a AIT é de 3% a 10% após dois dias e 9% a 17% após 90 dias. Doze por cento das pessoas morrem no prazo de um ano após a ocorrência de um AIT. O mecanismo patogénico mais comum para o AVC é a diminuição do fluxo sanguíneo cerebral, o que leva à isquemia e à insuficiência energética.

O risco de AVC aumenta com a idade, com uma taxa bruta ajustada à idade por 1000 pessoas de 0,5 para as pessoas com 18 a 44 anos, 2,5 para as pessoas com 45 a 64 anos, 6,9 para as pessoas com 65 a 74 anos, e 12,4 para as pessoas com 75 anos ou mais. Prevê-se que a incidência de AVC e morte aumente à medida que a população envelhece, com algumas projecções a preverem uma duplicação até 2020. 3,5,6 A AIT é responsável por cerca de 15% de todos os acidentes vasculares cerebrais; o risco de AVC a curto prazo após a AIT é de 3% a 10% após dois dias e 9% a 17% após 90 dias. Doze por cento das pessoas morrem no prazo de um ano após a ocorrência de um AIT. O mecanismo patogénico mais comum para o AVC é a diminuição do fluxo sanguíneo cerebral, o que leva à isquemia e à insuficiência energética.

Os golpes lacunares ocorrem quando as pequenas (5 mm de diâmetro) arteríolas penetrantes que fornecem os gânglios basais, membro anterior da cápsula interna, e (menos tipicamente) a matéria branca cerebral profunda ficam obstruídas. Os factores de risco mais significativos são a idade avançada e a hipertensão descontrolada. Défices motores ou sensoriais unilaterais sem alterações do campo visual ou anomalias de consciência ou linguagem são os sintomas mais comuns. A recuperação por enfarte lacunar tem um prognóstico justo a bom, com remissão parcial ou total geralmente demorando de quatro a seis semanas. Os enfartes lacunares ocorrem quando as pequenas arteríolas penetrantes (5 mm de diâmetro) que fornecem os gânglios basais, membro anterior da cápsula interna, e (menos tipicamente) a matéria branca cerebral profunda ficam obstruídas. Os factores de risco mais significativos são a idade avançada e a hipertensão descontrolada.

Défices motores ou sensoriais unilaterais sem alterações do campo visual ou anomalias de consciência ou linguagem são os sintomas mais comuns. A recuperação por enfarte lacunar tem um prognóstico justo a bom, com remissão parcial ou total geralmente demorando de quatro a seis semanas.

Um evento tromboembólico ao longo da distribuição da artéria carótida interna e artérias cerebrais provoca um enfarte cerebral, que se caracteriza por uma grave isquemia a jusante. Após um enfarte agudo do miocárdio ou em situações hiperdinâmicas como a fibrilação atrial persistente, os êmbolos vêm frequentemente do coração. A hipertensão é um factor de risco significativo de trombose, especialmente na bifurcação carotídea, e o tratamento da hipertensão grave é crítico para a prevenção de AVC. O prognóstico é mau porque as funções cerebrais de alto nível são prejudicadas.

Quando as veias pequenas ou grandes que abastecem o tronco cerebral são ocluídas, causa uma variedade de anomalias que vão desde défices motores e sensoriais até à mortalidade quando os centros respiratórios são afectados. [3]

FISIOPATOLOGIA

A aterosclerose é um processo patológico causador de doenças que ocorre nas artérias e aorta em resultado da redução ou ausência do fluxo sanguíneo causado pela estenose dos vasos sanguíneos. [137]

Estão envolvidas múltiplas variáveis, incluindo dislipidemia, eventos imunológicos, inflamação, e disfunção endotelial. Pensa-se que estes elementos causam a criação de estrias gordurosas, que são uma característica da progressão da doença.

A placa aterosclerótica é uma doença crónica que pode começar logo na infância. Ocorre um espessamento intimista, seguido pela acumulação de macrófagos carregados de lípidos (células de espuma) e matriz extracelular. A criação da placa de ateroma é causada pela agregação e proliferação de células musculares lisas. À medida que as lesões crescem, pode ocorrer apoptose das camadas profundas, resultando num aumento do recrutamento de macrófagos e na formação de placas ateroscleróticas calcificadas. [138]

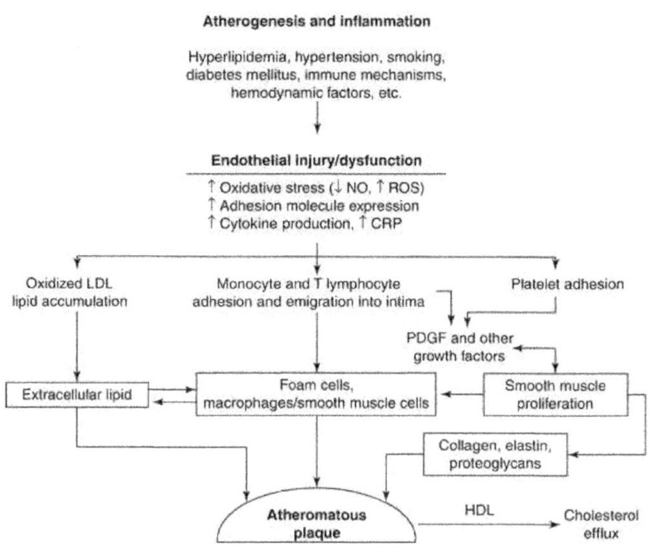

Fig 15: Fisiopatologia da Doença das Artérias Coronárias.

MANIFESTAÇÃO CLÍNICA

As manifestações clínicas de AVC variam em função do tamanho e da localização da região cerebral afectada. Os sinais e sintomas mais frequentemente observados são os seguintes :

- Défices sensoriais e motores
- Alterações (paresia) nos músculos extra-oculares e movimentos oculares.
- Defeitos visuais
- Dor de cabeça repentina
- Alteração do estado mental
- Dizziness
- Náusea
- Apreensões
- Discurso ou audição deficiente
- Défices neurocognitivos, tais como memória deficiente, raciocínio, e concentração.[3]

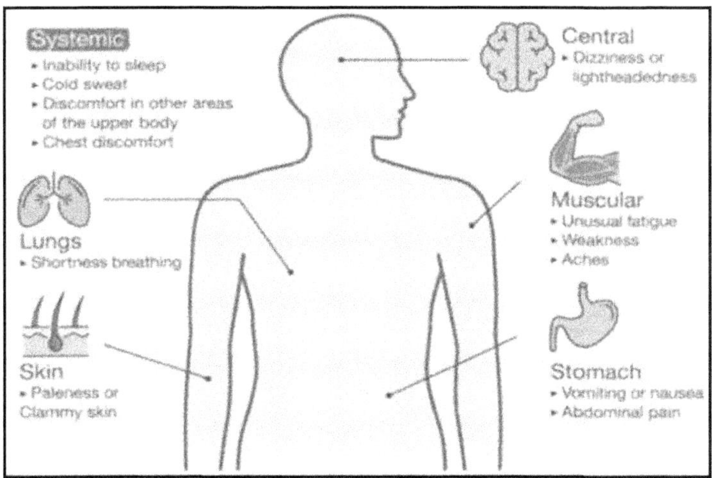

Fig. 16 Manifestação clínica da CVD

<u>**DIAGNÓSTICO**</u>

Cada vez que um doente exibe os sinais clínicos acima mencionados, o AVC deve ser tido em conta. Convulsões, hipoglicémia, tumores cerebrais, traumatismo, infecção, encefalite, esclerose múltipla (EM), e aura prolongada da enxaqueca também podem ser causas destes sintomas, especialmente quando se localizam[139] .

O diagnóstico de AVC baseia-se fortemente na imagem anatómica e funcional do cérebro, para além de uma avaliação neurológica e cardiovascular abrangente. O tempo é de importância crucial no início do tratamento de acidentes vasculares cerebrais agudos. Antes de iniciar a terapia trombolítica que salva vidas, a hemorragia intracraniana deve ser rapidamente descartada.

A tomografia computorizada (TC) sem contraste é a primeira linha de imagem, apesar do facto de a ressonância magnética cerebral (RM) oferecer informação anatómica e sensibilidade superiores para a detecção de enfarte precoce. Isto deve-se ao facto de ser rápida, barata, e amplamente disponível. Contagens de sangue completas, painéis metabólicos completos, urinóis, perfis de coagulação, culturas de sangue, ecocardiogramas e punções lombares estão entre os testes laboratoriais utilizados para avaliar doentes com AVC. [3]

<u>**TRATAMENTO**</u>

O tempo de tratamento para o AVC, TIAs simultâneas, e RIND afecta significativamente o resultado. É impossível exagerar o valor da intervenção precoce em termos de prevenção, tratamento, e reabilitação. Para tratar as TIAs e RIND, a hipertensão é reduzida (mudanças de estilo de vida como dieta, exercício, cessação do tabagismo e redução do stress; terapia médica para hipertensão; e medicamentos anticoagulantes ou antiplaquetários).

O AVC agudo é tratado com procedimentos cirúrgicos, procedimentos médicos para diminuir o edema cerebral e a neurotoxicidade/lesão, e procedimentos médicos para diminuir a hemorragia ou a obstrução tromboembólica (revascularização, controlo da hemorragia). Após ter sido excluída a isquemia cerebral aguda causada por hemorragia intracraniana, a trombólise usando o activador do plasminogénio do tecido intravenoso (tPA) pode aumentar a reperfusão, diminuir o enfarte, e diminuir a incapacidade.

 De acordo com um novo estudo multicêntrico, existe agora uma janela mais ampla de oportunidades para um tratamento bem sucedido. A American Stroke Association aconselhou recentemente a dar t-PA 3 a 4,5 horas após o início de um AVC. Os medicamentos neuroprotectores estão agora a ser investigados e testados quanto ao seu potencial para reduzir a neurotoxicidade, minimizar o edema, e tratar a isquemia. Estes medicamentos incluem inibidores de citocinas, antagonistas excitatórios de aminoácidos, e necrófagos radicais livres. [3]

DIAGNÓSTICO DIFERENCIAL

- Angina Pectoris
- Aterosclerose
- Vasospasmo da artéria coronária
- Cardiomiopatia dilatada
- Hipercolesterolemia Familiar
- Arterite de Células Gigantes
- Hipertensão arterial
- Doença Cardíaca Hipertensiva
- Anomalias de Artérias Coronárias Isoladas

- Doença de Kawasaki
- Isquemia miocárdica
- Miocardite
- Vício de nicotina
- Hipercolesterolemia Poligénica
- Embolia Pulmonar
- Infracção Ventricular Direita
- Doença de Buerger
- Tipo1 DM
- Tipo 2 DM
- Angina instável
- Cardiomiopatia dilatada
- Hipercolesterolemia Familiar
- Arterite de Células Gigantes
- Hipertensão arterial
- Doença Cardíaca Hipertensiva
- Anomalias de Artérias Coronárias Isoladas
- Doença de Kawasaki
- Isquemia miocárdica
- Miocardite
- Vício de nicotina
- Hipercolesterolemia Poligénica
- Embolia Pulmonar
- Infracção Ventricular Direita
- Doença de Buerger
- Tipo1 DM
- Tipo 2 DM
- Angina instável [140]

ESCLEROSE MÚLTIPLA

Regiões múltiplas de inflamação da matéria branca, desmielinização, e gliose no sistema nervoso central (SNC) caracterizam a EM (cicatrização). A mielina é necessária para a propagação do impulso nervoso, e quando se perde em EM, causa um abrandamento ou bloqueio completo da propagação do impulso, que se manifesta como sinais e sintomas musculares e neurológicos aberrantes. A EM é a segunda principal causa de incapacidade neurológica no início da vida adulta até à meia-idade nas nações ocidentais, após o trauma. A EM pode variar desde uma condição benigna e assintomática até uma condição de progressão rápida e devastadora. [3]

ETIOLOGIA & EPIDEMIOLOGIA

A EM raramente se manifesta clinicamente antes dos 10 anos de idade ou depois dos 60; a idade de início é geralmente entre os 20 e 45 anos. A EM afecta mais frequentemente as mulheres do que os homens (2:1). No entanto, a proporção de sexo é normalmente mais próxima da paridade em pessoas com um início posterior da doença. A prevalência da EM aumenta geralmente com a distância crescente do equador, embora a distribuição geográfica da EM seja desigual. Quando as diferenças raciais estão globalmente ligadas às taxas de prevalência da EM, os grupos brancos estão mais em risco, enquanto as populações negras e asiáticas têm menos probabilidades de contrair a doença. Apesar de não haver uma causa conhecida para a EM, existe uma vulnerabilidade hereditária à doença, e acredita-se que um primeiro desencadeamento faz com que os processos auto-imunes evoluam para a desmielinização. Um factor genético da EM foi identificado como o principal complexo de histocompatibilidade (MHC) no cromossoma 6p21. Os genes do sistema do antigénio leucocitário humano (HLA) são codificados pelo MHC, e os alelos classe II, nomeadamente os haplótipos classe II DR15, DQ6, e Dw2.30, estão associados à vulnerabilidade à esclerose múltipla (EM). Apesar do facto de outras áreas cromossómicas, incluindo 19q35, 17q13, 17q23, e 5q33, terem sido ligadas à susceptibilidade à EM, os dados actuais indicam que estas regiões têm um impacto muito menor no risco de EM do que o HLA. [3]

__PATHOGENESIS__

Há fortes provas de que a fisiopatologia da EM envolve processos auto-imunes. Um antigénio essencial das células T no desenvolvimento da encefalomielite alérgica experimental (EAE) em animais é a proteína básica da mielina (MBP).

A teoria auto-imune da fisiopatologia da EM é apoiada pelo facto de várias formas de EAE partilharem semelhanças clínicas com a EM e de os doentes com EM terem frequentemente linfócitos T com reacção MBP activada no seu sangue ou líquido cefalorraquidiano (LCR). No LCR de doentes com EM, são frequentemente encontradas concentrações elevadas de imunoglobulina G (IgG) e citocinas, tais como o factor de necrose tumoral.

O vírus Epstein-Barr e o herpesvírus humano 6 são dois agentes infecciosos comuns a serem ligados na etiologia desta doença. As provas epidemiológicas indicam a importância da exposição ambiental na EM. Os seguintes vírus foram também ligados à fisiopatologia da EM:

- Sarampo
- Caxumba

- Rubella
- Chlamydia pneumoniae
- Parainfluenza
- Vaccinia
- Vírus T-lymphotropic humano 1

O algema perivenular de células mononucleares inflamatórias, principalmente macrófagos e células T, é uma característica das lesões da EM ou "placas", que variam em tamanho e afectam sobretudo a matéria branca e as regiões periventriculares do SNC. Pesquisas recentes mostraram que a inflamação meníngea é predominante na EM inicial e que as lesões desmielinizadas são frequentemente observadas na matéria cinzenta cortical. Tanto o cérebro como a medula espinal podem ter placas. Dentro das placas, a mielina e os axónios neuronais são ocasionalmente destruídos enquanto a estrutura subjacente é preservada. As placas sombreadas são regiões padronizadas de mielinização inadequada que podem ser visíveis em lesões crónicas de EM.

A esclerose múltipla é a forma clínica mais comum da EM, afectando cerca de 85% das pessoas com a doença (RRMS). Ataques distintos, que normalmente se desenvolvem ao longo de dias a semanas e frequentemente terminam com isso, afectam sobretudo a matéria branca e as regiões periventriculares do SNC. Estudos recentes mostraram que a inflamação meníngea é prevalente na EM precoce e que as lesões desmielinizadas são frequentemente observadas na matéria cinzenta cortical. Tanto o cérebro como a medula espinal podem ter placas. Dentro das placas, a mielina e os axónios neuronais são ocasionalmente destruídos enquanto a estrutura subjacente é preservada. As placas sombreadas normalizam regiões de mielinização inadequada que podem ser visíveis em lesões crónicas de EM).

A esclerose múltipla progressiva secundária (SPMS), que se distingue por um declínio contínuo da função sem ligação com surtos agudos, pode desenvolver-se a partir do RRMS. Após 20 anos, entre 25 e 40 por cento dos pacientes com RRMS desenvolverão SPMS. Outras formas menos graves de esclerose múltipla incluem a esclerose progressiva/relâmpago (EPMR), que partilha características clínicas tanto com a EPMR como com a EPMR, e a esclerose múltipla progressiva primária (EPMR), em que os pacientes exibem perda funcional gradual sem episódios desde o início da doença. [3]

MANIFESTAÇÃO CLÍNICA

Os sintomas da EM podem variar de leves a graves, e o início pode ser gradual ou abrupto. O curso clínico da doença dura tipicamente décadas, mas em alguns casos é fatal pouco tempo depois de se manifestar. As partes do SNC afectadas para determinar os sintomas clínicos da EM, o quiasma óptico, o tronco cerebral, o cerebelo, e a medula espinal, estão entre as regiões frequentemente afectadas. Acredita-se frequentemente que o primeiro sinal ou sintoma de EM é o rápido início da neurite óptica (diminuição da acuidade visual, diminuição da tonalidade, ou redução da percepção da cor) na ausência de quaisquer outros sinais ou sintomas do SNC. Diplomaopia, desfocagem, nistagmo, anomalias do olhar e defeitos do campo visual são sintomas visuais adicionais prevalecentes em doentes com EM. A EM é caracterizada pela fraqueza dos membros, que pode aparecer como fadiga, perda de força ou destreza, ou anomalias na marcha. Os doentes com EM experimentam frequentemente espasticidade das pernas, o que leva a dificuldades de marcha. A espasticidade é caracterizada por espasmos musculares dolorosos. Os doentes com EM podem sofrer de ataxia, que pode causar disartria cerebelar na cabeça e no pescoço (fala de varredura). Mais de 90% dos doentes com EM têm problemas intestinais e da bexiga, que frequentemente coincidem. A parestesia e a hiperestésia são sinais frequentes de disfunção sensorial em doentes com EM. Os doentes com EM experimentam frequentemente fadiga, problemas de sono, depressão, dificuldades cognitivas, e dor crónica. Em reacção a um aumento da temperatura corporal, os doentes com EM experimentam frequentemente um agravamento dos seus sintomas neurológicos.

Esta condição, conhecida como o sintoma Uhthoff, é frequentemente provocada por um aumento da actividade física. Quando os seus pescoços estão dobrados, os doentes de EM experimentam frequentemente sensações de choque eléctrico que lhes descem pelas costas e pelas pernas. O sintoma de Lhermitte é uma condição auto-limitante que ocasionalmente dura anos. [3]

DIAGNÓSTICO

Não existe um procedimento de diagnóstico conclusivo para o diagnóstico da EM. Os nervos ópticos, tronco cerebral, ou medula espinal são frequentemente afectados por ataques de EM, de acordo com formulações recentes dos critérios de diagnóstico da doença. Uma vez detectada a EM, o médico deve procurar tanto a disseminação no tempo (DIT), que requer uma actividade contínua da doença ao longo do tempo, como a disseminação no espaço (DIS), que requer que muitas partes do SNC sejam afectadas. Em mais de 95% dos doentes, as MRIs mostram anomalias típicas da EM. Em T2 - imagens ponderadas, que são indicativas de lesões crónicas, as placas de EM podem ser vistas como regiões focais hiperintensas. As imagens que são ponderadas em T1 mostram regiões hipointensas, que são normalmente sinais de lesões de EM activas. Apenas duas lesões são necessárias de acordo com os actuais critérios de RM DIS: pelo menos uma lesão T2 em dois dos quatro locais, regiões periventricular, justacortical, infratentorial e medula espinal, são frequentemente afectadas pela EM.

Os seguintes métodos de imagem de vanguarda estão agora a ser avaliados para potencial utilização clínica no futuro:

- Imaging using Diffusion Tensors,

- Imagiologia com transferência de magnetização

- Espectroscopia usando ressonância magnética de prótons

- Ressonância magnética com função.

Até 90% dos doentes com EM têm potenciais evocados aberrantes, que medem os potenciais eléctricos no SNC. Os resultados positivos da análise do LCR em suspeitos de EM incluem um aumento do total de proteínas e glóbulos brancos mononucleares. Além disso, os doentes com EM têm frequentemente um aumento da IgG produzida por via intratecal. [3]

TRATAMENTO

Estão disponíveis três tipos de tratamento de EM:

1. Cuidados com ataques súbitos

2. Medicamentos que tratam doenças

3. Tratamento dos sintomas.

Tanto os primeiros episódios de EM como as exacerbações graves são tratados com glucocorticoides. Para diminuir a gravidade e duração de um episódio, a metilprednisolona intravenosa é normalmente administrada numa dose de 500 a 1000 mg/d durante três a cinco dias. O interferão injectável (IFN)-1a, IFN-1b, e acetato de glatiramer são exemplos de medicamentos modificadores de doenças. A taxa de recorrência anual é reduzida em 20 a 40 por cento pelos quatro tratamentos farmacológicos, o que também limita a progressão da doença recorrente. Um anticorpo monoclonal humanizado chamado natalizumab impede o desenvolvimento da EM ligando-se à proteína de adesão da superfície celular conhecida como -4 integrina nos leucócitos. Tem provado ser altamente eficaz na redução das taxas de recidiva anualizadas, diminuindo a actividade da doença na RMN, e diminuindo a progressão das incapacidades. Em indivíduos com SPMS, PRMS, e RRMS em deterioração, a mitoxantrona (Novantrona), um medicamento de quimioterapia tomado por via intravenosa, é benéfica na redução da deficiência neurológica e da frequência de recidivas clínicas. O primeiro medicamento oral a obter aprovação regulamentar na América do Norte e Europa para diminuir as recaídas em pessoas com EM em recidiva é o fingolimod, que previne a migração das células T.

Os medicamentos típicos utilizados para tratar sintomas particulares de EM incluem frequentemente:
Relaxantes musculares suaves, benzodiazepinas, antidepressivos tricíclicos, medicamentos anticolinérgicos, e vários analgésicos são exemplos de anticonvulsivos.
O prognóstico varia em função do paciente específico de EM. Idade precoce de início, sexo feminino, menos lesões MRI de base cerebral na altura do diagnóstico clínico, e menos incapacidade cinco anos mais tarde podem

todos ajudar a prever a forma como a EM de um doente específico se irá desenvolver.

Estes são tipicamente considerados como indicadores de prognóstico positivo após a iniciação. Anormalidades de marcha e/ou dificuldades de marcha são sequelas clínicas frequentes para doentes com EM, que tipicamente sofrem de incapacidade neurológica progressiva. É raro que alguém morra como resultado directo da EM; em vez disso, complicações como a pneumonia são mais frequentemente culpadas. [3]

Quadro 6: Medicamentos utilizados para tratar a
esclerose múltipla [141-143]

Purpose of Medication	Medication	Possible Medical and Dental Implications*
Modify the Course of the Disease	Injectables: Interferon beta-1a Interferon beta-1b Glatiramer acetate Orals: Teriflunomide Fingolimod Dimethyl fumarate Infused: Alemtuzumab Mitoxantrone Natalizumab	Flu-like symptoms, fatigue, fever chills, depression, persistent nausea/vomiting Diarrhea, nausea, temporary hair loss, cough, headache, back pain, flushing/warmth, redness, itching, burning sensation, vomiting Mouth sores, loss of appetite, shaking (tremor), stomach/abdominal pain, constipation, drowsiness, cough, increased sweating, trouble sleeping
Manage Relapses	Methylprednisolone (high-dose intravenous) Prednisone (high-dose oral) Repository corticotropin injection	Nausea, vomiting, heartburn, headache, dizziness, trouble sleeping, appetite changes, increased sweating, acne
Bladder Problems	Botulinum toxin type A Desmopressin acetate Tolterodine Oxybutynin Darifenacin Tamsulosin Solifenacin	Dry mouth, dry eyes, headache, constipation, upset stomach/pain, dizziness, drowsiness, fatigue, blurred vision
Infection	Sulfamethoxazole and trimethoprim Ciprofloxacin hydrochloride Nitrofurantoin Hexamethylenetetramine Phenazopyridine	Nausea, vomiting, diarrhea, loss of appetite, trouble sleeping
Bowel Dysfunction	Docusate sodium Bisacodyl Saline laxative Mineral oil Fiber supplements	Stomach/abdominal pain or cramping, nausea, diarrhea, weakness

Depression	Duloxetine Enlafaxine Paroxetine Fluoxetine Bupropion Sertraline	Nausea, dry mouth, constipation, loss of appetite, fatigue, drowsiness, increased sweating
Dizziness/Vertigo	Meclizine	Drowsiness, dry mouth, fatigue
Emotional Changes	Dextromethorphan hydrobromide and quinidine sulfate	Diarrhea, dizziness, cough, vomiting, weakness, swelling in the hands/ankles/feet
Fatigue	Amantadine Modafinil Fluoxetine	Blurred vision, nausea, upset stomach, drowsiness, dizziness, headache, dry mouth, constipation, nervousness, trouble sleeping
Itching	Hydroxyzine	Drowsiness, dizziness, blurred vision, constipation, dry mouth
Pain	Phenytoin Amitriptyline Clonazepam Gabapentin Nortriptyline Carbamazepine	Headache, nausea, vomiting, constipation, dizziness, spinning sensation, drowsiness, trouble sleeping, nervousness
Sexual Problems	Tadalafil Vardenafil hydrochloride Vasodilator Alprostadil Sildenafil	Headache, upset stomach, back pain, muscle pain, stuffy nose, flushing, dizziness
Spasticity	Dantrolene Baclofen Clonazepam Diazepam Tizanidine	Drowsiness, dizziness, nausea, diarrhea, vomiting, headache, constipation, slurred speech, drooling, loss of coordination
Tremors	Isoniazid Clonazepam	Nausea/vomiting, upset stomach
Gait Difficulties	Dalfampridine	Trouble sleeping, dizziness, nausea, headache

Possible medical and/or dental side effects are generalized per drug category. Each medication should be checked for specific drug implications and interactions.

<u>CONSIDERAÇÕES DE SAÚDE ORAL</u>

As drogas que são frequentemente utilizadas para tratar o TGN idiopático são também utilizadas para gerir o TGN. Além disso, os doentes com EM podem experimentar neuropatia dos ramos maxilares (V2) e mandibulares (V3) do nervo trigémeo, o que pode causar queimadura, formigueiro, e/ou diminuição da sensação. O lábio inferior e a dormência do queixo podem resultar de neuropatia do nervo mental. Os doentes com EM podem sofrer de mioquimia, que se caracteriza por espasmos faciais rápidos e cintilantes provocados por lesões no rosto.

Os doentes de EM podem também apresentar paralisia e fraqueza facial. Os doentes com EM sofrem frequentemente de disartria, o que provoca um padrão de fala por varrimento. Outras perturbações dolorosas orofaciais que podem ser mais frequentes em doentes com EM do que na população em geral são dores de cabeça e disfunção temporomandibular. Os profissionais de medicina dentária devem avaliar minuciosamente a função do nervo craniano se houver suspeita de EM. A pessoa deve ser enviada a um neurologista para testes adicionais se forem encontradas anomalias do nervo craniano durante a avaliação. Devido à mobilidade limitada e ao potencial comprometimento das vias respiratórias, é aconselhável que os pacientes com EM evitem o tratamento dentário electivo durante as exacerbações agudas da doença. Os médicos devem avaliar a extensão da disfunção motora em doentes com EM, uma vez que esta pode influenciar a qualidade dos cuidados dentários. Devido à sua incapacidade de tolerar o tratamento em regime ambulatório, os pacientes com disfunção substancial podem necessitar de tratamento dentário realizado sob anestesia geral num bloco operatório. Além disso, os pacientes com deficiências motoras graves podem necessitar de escovas de dentes eléctricas e de material de higiene oral com pegas maiores para completar a higiene oral. A manutenção de registos precisos de medicação para pacientes com EM é essencial para os profissionais de saúde oral. Também precisam de estar cientes de quaisquer potenciais interacções medicamentosas entre estes medicamentos e os utilizados e prescritos na medicina dentária, bem como de quaisquer efeitos secundários sistémicos e orais destes medicamentos. [3]

Quadro 7: Cuidados de saúde orais para doentes com esclerose múltipla[139,141,144,145]

Assessment	Considerations	Resources
Obtain complete patient medical/dental history	Medical and dental side effects from prescription or nonprescription medications; consult with point-of-care provider if necessary	Lexicomp (online.lexi.com) drugs.com Mosby's Drug Reference for Health Professions (mosbydrugref.com)
Complete clinical evaluation, including comprehensive examination of the head, neck and oral cavity, periodontium and hard tissue; also assess the patient's oral habits	Is the patient experiencing a multiple sclerosis (MS) relapse? Has there been a progression in MS symptoms? What kind of pain and what level of pain is the patient experiencing?	**Pain Definitions** Paresthesia — Pins and needles pain Dysesthesia — Shocks, burning, shooting, throbbing pain Hyperesthesia — Increased sensitivity Anesthesia — Numbness
Oral hygiene risk assessment	Have MS symptoms compromised self-care ability? Are medications or other MS treatments increasing oral disease risks?	American Dental Association Caries Risk Assessment Form Caries Management by Risk Assessment

Diagnosis		
Establish a diagnosis based on the assessment criteria and include in the treatment plan	External head and neck evaluation and oral cavity assessment	
Determine patient needs that can be improved with self-care and professional therapy	Dexterity, mobility, balance, fatigue, caregiver/family support, progression of MS symptoms	• Power toothbrush • Altered toothbrush handles • Finger brushing • Alternative interdental cleaning methods • Fluoride treatment • Nutritional counseling • Xerostomia treatment

Planning		
Identify, prioritize, and organize oral health interventions, and encourage collaboration with medical professionals; coordinate resources to help facilitate customized care	Problems with walking, mobility, strength, balance, posture, fatigue and pain; need for improved independence, productivity, safety, cognitive function and memory; issues with speech, swallowing, and communication[142]	• Physical therapist • Occupational therapist • Speech-language pathologist[143]
Present, explain and document the treatment plan		

Implementation		
Review, implement, and modify treatment plan with the patient		

Evaluation		
Use measureable assessments to evaluate treatment outcomes		
Communicate with the patient and other team members regarding outcomes		
Collaborate with dental team members and patient to determine possible additional interventions		

Documentation		
Record all objective and subjective findings, response to treatment, referrals, and recommendations for continuing care appointments		• Relevant state regulations and statutes • Health Information Portability and Accountability Act

DIAGNÓSTICO DIFERENCIAL

- Neuropatia na cabeça

- Sintomas do tracto longo

- Uma variedade de condições, incluindo o uso de drogas ilegais, neurosarcoidose, neuro-doença, neuroborreliose de Behcet, e ataxia de marcha, podem causar perturbações sensoriais e/ou ataxia.

- A encefalomielite aguda disseminada (ADEM), a mielite transversal idiopática, a neuromielite óptica (NMO), ou a paraparesia espástica tropical são algumas das doenças que estão associadas ao VIH. A neurossífilis é outra doença desta categoria. [146]

DOENÇA DE PARKINSON

Os sintomas motores cardinais de tremor em repouso, rigidez, marcha anormal e bradicinesia têm historicamente definido a doença de Parkinson (DP) como uma condição neurodegenerativa crónica e progressiva. De uma perspectiva mais moderna, a DP é vista como uma condição neurológica complexa com sintomas motores bem conhecidos, para além de uma gama mais vasta de características clínicas como anomalias cognitivas, alterações neuropsiquiátricas, e disautonomia.

Para diferenciar a DP idiopática de "síndromes parkinsonianas" como a degeneração corticobasal, paralisia nuclear progressiva, demência com corpos Lewy (LBs), e demência DP, que têm sintomas semelhantes mas diferentes factores de risco, processos patológicos, e opções de tratamento, a Academia Americana de Neurologia desenvolveu directrizes de diagnóstico, avaliação, e tratamento. [3]

ETIOLOGIA E EPIDEMIOLOGIA

Com uma frequência de cerca de 1% e uma incidência anual de cerca de 446 casos por 100.000 pessoas, a DP é apenas a seguir à AD. Entre os caucasianos, há 50% menos casos de DP do que entre os afro-americanos e os asiáticos-americanos. Os aumentos da prevalência relacionados com a idade levam a uma média de 1,6% entre as pessoas com 65 anos ou mais. A incidência regional variou significativamente, com taxas que chegam a atingir 13,8%, de acordo com um recente inquérito populacional aos utilizadores do Medicare dos EUA.

A costa nordeste e as regiões Centro-Oeste/Grandes Lagos tinham as taxas mais elevadas, e a maior incidência estava ligada a uma maior exposição industrial e agrícola. Os pacientes mais velhos da DP têm taxas de mortalidade que são duas a cinco vezes mais elevadas do que os controlos de idade. Com custos anuais nos EUA superiores a 14 mil milhões de dólares e prevalência prevista para mais do quádruplo até 2040, o impacto da DP na saúde pública e na economia é substancial e crescente à medida que a população envelhece. [3]

PATHOGENESIS

A doença de Parkinson (PD) é provocada pela degeneração das células dopaminérgicas da substantia nigra (SN), que esgota os gânglios basais do neurotransmissor (núcleo caudado e putamen). As LBs, estruturas de inclusão constituídas por proteínas fortemente embaladas (-sinucleína e ubiquitina), que reúnem e deslocam organelas neuronais significativas, estão entre as características patognomónicas da PD. A teoria do "duplo golpe" postula que uma infecção não identificada (viral) que resulta na acumulação de -sinucleína entra no corpo pelo nariz antes de fazer duas viagens separadas ao cérebro:

1. O lóbulo temporal e o bolbo olfactivo

1. Um vírus encontrado nas secreções nasais que são engolidas entra no nervo vago e acaba por chegar ao SN.

Apesar de intrigante, o conceito de duplo acerto não pode explicar plenamente os dados neuropatológicos em todos os casos de DP. É improvável que a DP seja compreendida por um único paradigma de doença, dado que os dados de montagem indicam uma apresentação clínica heterogénea com interacções genéticas e ambientais complicadas. A fisiopatologia é multifacetada, segundo a maioria dos peritos, e as pessoas geneticamente predispostas são afectadas pelas circunstâncias ambientais. Foram descobertos vários genes ligados à DP hereditária, incluindo - synuclein, parkin, pink1, e UCH-L1. A história da família é um dos melhores preditores de doenças, sugerindo fortemente variantes genéticas da DP. Os factores ambientais tanto aumentam o risco como oferecem protecção contra a DP. As variáveis ambientais aumentam o risco de DP e oferecem uma defesa contra a DP. As toxinas no ambiente, particularmente os pesticidas, podem levar ao desenvolvimento da doença de Parkinson, e foi demonstrado que tanto pessoas como animais não humanos desenvolveram Parkinson como resultado do proteotóxico n-metil 4-fenil-1,2,3,6-tetrahidropiridina. Ficou demonstrado que tanto o uso de cigarros como o uso de cafeína têm efeitos protectores significativos. [3]

MANIFESTAÇÃO CLÍNICA

Embora possa acontecer em qualquer idade, a DP afecta frequentemente adultos com mais de 50 anos, e as ocorrências precoces são mais comuns nos tipos familiares da doença. Os sintomas precoces da DP, especialmente os não-motores, podem ser modestos.

Quatro sintomas motores primários da DP são:

- Tremor quando em repouso (nas mãos, braços, pernas, mandíbula e rosto)

- Rigidez ou rigidez (membros e tronco)

- A Bradicinesia (lentidão do movimento)

- Questões de estabilidade

- Uma falta de coordenação e equilíbrio.

A demência afecta entre 30 a 50% das pessoas com doença de Parkinson, e a maioria tem também sintomas comportamentais e psicológicos tais como ansiedade, desespero, apatia, e irritabilidade. Hipotensão ortostática, obstipação, micção frequente e urgente, e transpiração excessiva são todos sintomas de disfunção autonómica, que prevalece e pode manifestar-se precocemente. As capacidades dos pacientes deterioram-se à medida que as suas doenças se agravam. Embora a taxa de declínio varie muito, a DP é inevitavelmente prejudicial e está a progredir. O preditor independente mais forte do declínio motor é a idade no início, que é mais elevada na DP tardia. [3]

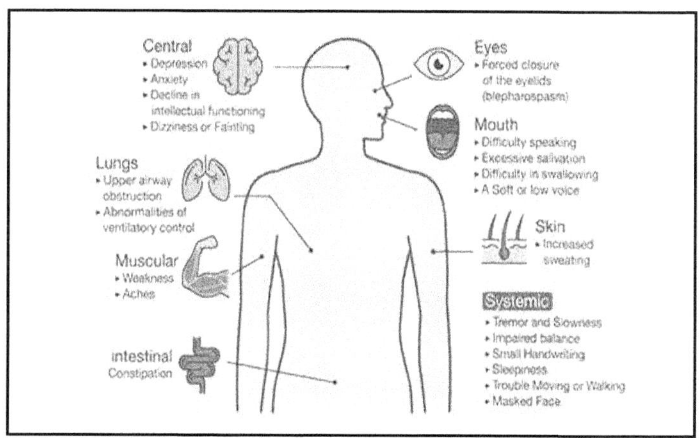

Fig. 17 Sintomas da doença de Parkinson

DIAGNÓSTICO

A demência afecta entre 30 - 50% das pessoas com doença de Parkinson, e a maioria tem também sintomas comportamentais e psicológicos como ansiedade, desespero, apatia, e irritabilidade. Hipotensão ortostática, obstipação, micção frequente e urgente, e transpiração excessiva são sintomas de disfunção autonómica, que prevalece e pode manifestar-se precocemente. As capacidades dos pacientes deterioram-se à medida que as suas doenças se agravam. Embora a taxa de declínio varie muito, a DP é inevitavelmente prejudicial e está a progredir. O preditor independente mais forte do declínio motor é a idade no início, que é mais elevada na DP tardia. [3]

Tabela 8: Os critérios de diagnóstico clínico da doença de Parkinson, com base nas directrizes da Movement Disorder Society [147]

1. *Diagnóstico do parkinsonismo*

   a. Bradicinesia

   Mais uma de

   b. Tremor

   c. Rigidez

2. *Critérios de exclusão*

   a. Anomalias cerebelares

   b. Paralisia supranuclear do olhar

   c. Diagnóstico da variante comportamental da demência frontotemporal ou afasia progressiva primária dentro de 5 anos após o início da doença

   d. Características Parkinsonianas restritas aos membros inferiores durante mais de 3 anos

   e. Tratamento com um bloqueador de receptores de dopamina ou agente esgotador de dopamina consistente com o parkinsonismo induzido por drogas

   f. Ausência de resposta a levodopa de dose elevada apesar de pelo menos moderada gravidade da doença

   g. Perda sensorial cortical, apraxia ideomotora clara de membros, ou afasia progressiva

   h. Imagem funcional normal do sistema dopaminérgico ("DAT scan")

   i. Diagnóstico de patologia alternativa causadora de parkinson que poderia estar a causar os sintomas

3. *Critérios de apoio*

   a. Resposta benéfica clara à terapia dopaminérgica

   b. Presença de discinesia induzida por levodopa

   c. Tremor de descanso de um membro

d. A presença de perda olfactiva ou de denervação simpática cardíaca na cintilografia MIBG (embora esta última seja raramente feita na prática

4. *Bandeira*

a. Rápida progressão da dificuldade de marcha levando à utilização de cadeiras de rodas dentro de 5 anos

b. Ausência de progressão dos sintomas motores ao longo de 5 anos, a menos que estejam relacionados com o tratamento

c. Disfunção precoce do bulbar

d. Disfunção respiratória inspiratória

e. Grave falha autonómica nos primeiros 5 anos de doença

f. Quedas recorrentes devido a um equilíbrio deficiente nos 3 anos seguintes ao seu início

g. Anterocollis ou contraturas desproporcionais dentro de 10 anos após o aparecimento da doença

h. Ausência de qualquer uma das características não-motoras comuns apesar de 5 anos de doença

i. Sinais piramidais inexplicáveis

i. Parkinsonismo simétrico bilateral

Para o diagnóstico de doenças clinicamente estabelecidas PD	*Para o diagnóstico de clinicamente provável· PD*
1. Parkinsonismo	1. Parkinsonismo
2. Ausência de critérios de exclusão	2. Ausência de critérios de exclusão
3. Pelo menos 2 critérios de apoio	3. Números equilibrados de critérios de apoio

	e bandeiras vermelhas

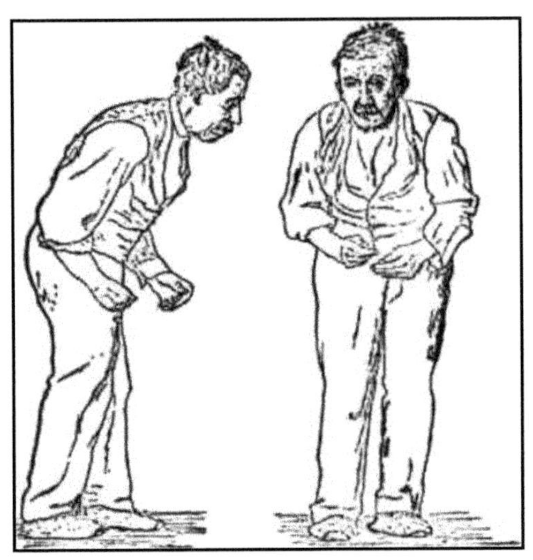

Fig 18. **William Gowers descreveu e ilustrou um caso de doença de Parkinson:** A aparência do paciente é distinta. A cabeça é inclinada para a frente, e a expressão no rosto é ansiosa e fixa, sem ser afectada por qualquer jogo emocional. Os braços estão ligeiramente mais flexionados devido à rigidez muscular, e (especialmente as mãos) estão em constante movimento rítmico, que continua quando os membros estão em repouso em termos de vontade. O tremor é tipicamente um dos lados é mais perceptível do que o outro. Os movimentos voluntários são feitos lentamente e com pouco esforço. O paciente caminha frequentemente em passos rápidos e curtos, inclinando-se para a frente como se estivesse prestes a correr. [148]

TRATAMENTO

Embora actualmente não exista tratamento para a DP, uma série de medicamentos e procedimentos reduz drasticamente os sintomas. O padrão ouro original para a terapia de substituição de dopamina continua a ser levodopa mais carbidopa, o que retarda a conversão de levodopa em dopamina. Cerca de 75% dos doentes beneficiam primeiro da levodopa, embora nem todos os sintomas sejam igualmente sensíveis à medicação; a bradicinesia e a rigidez respondem mais, mas o tremor pode apenas ser um pouco diminuído, e o equilíbrio e outros sintomas podem não ser de todo aliviados. A levodopa tem frequentemente o efeito secundário indesejável de causar também o agravamento da discinesia. Os anticolinérgicos, como a escopolamina, podem ser capazes de reduzir a rigidez e o tremor. Levodopa sozinho ou em combinação com agonistas dopaminérgicos como bromocriptina, pergolide, pramipexole, e ropinirole podem reduzir os sintomas da DP e melhorar a vida quotidiana. A sua funcionalidade é superior à da levodopatia sozinha. A gestão médica pode ser difícil porque acontece frequentemente que a medicina pode piorar um sintoma enquanto melhora outro. Pode ser difícil tratar demência, depressão, e outros sintomas psicológicos na DP. Um inibidor da colinesterase chamado rivastigmina é eficiente no tratamento da demência de DP. Embora a clozapina diminua a função motora, é benéfica no tratamento da psicose de DP. Devido às suas propriedades anticolinérgicas, os antidepressivos tricíclicos são normalmente evitados durante o tratamento da depressão. De modo semelhante, os medicamentos benzodiazepínicos que são frequentemente prescritos para tratar a ansiedade podem exacerbar a desorientação e as capacidades motoras.

Pode ser difícil tratar demência, depressão, e outros sintomas psicológicos na DP. Um inibidor da colinesterase chamado rivastigmina é eficiente no tratamento da demência de DP. Embora a clozapina diminua a função motora, é benéfica no tratamento da psicose de DP. Devido às suas propriedades anticolinérgicas, os antidepressivos tricíclicos são normalmente evitados durante o tratamento da depressão. De modo semelhante, os medicamentos benzodiazepínicos que são frequentemente prescritos para tratar a ansiedade podem exacerbar a desorientação e as capacidades motoras. Apesar do entusiasmo inicial por abrandar a progressão da doença, medicamentos neuroprotectores como a selegilina e as vitaminas E e C não têm demonstrado consistentemente qualquer benefício. O exercício, em particular, tem demonstrado ser uma terapia alternativa altamente eficaz para melhorar a condição física, a marcha, o equilíbrio, a força das pernas, e a velocidade de marcha com menos quedas. Os pacientes que falham na medicação de levodopa ou têm tremores refractários têm demonstrado excelente sucesso com a gestão cirúrgica da DP usando DBS.[3]

CONSIDERAÇÕES DE SAÚDE ORAL

Pode ser difícil tratar demência, depressão, e outros sintomas psicológicos na DP. Um inibidor da colinesterase chamado rivastigmina é eficiente no tratamento da demência de DP. Embora a clozapina diminua a função motora, é benéfica no tratamento da psicose de DP. Devido às suas propriedades anticolinérgicas, os antidepressivos tricíclicos são normalmente evitados durante o tratamento da depressão. De modo semelhante, os medicamentos benzodiazepínicos que são frequentemente prescritos para tratar a ansiedade podem exacerbar a desorientação e as capacidades motoras. Apesar do entusiasmo inicial por abrandar a progressão da doença, medicamentos neuroprotectores como a selegilina e as vitaminas E e C não têm demonstrado consistentemente qualquer benefício. O exercício, em particular, tem demonstrado ser uma terapia alternativa altamente eficaz para melhorar a condição física, a marcha, o equilíbrio, a força das pernas, e a velocidade de marcha com menos quedas. Os pacientes que falham na medicação de levodopa ou têm tremores refractários têm demonstrado excelente sucesso com a gestão cirúrgica da DP usando DBS. Os efeitos dentários da terapia farmacológica de DP são significativos. A hipertensão ortostática e, menos frequentemente, a hipertensão grave são potenciais efeitos adversos da levodopa e dos agonistas dopaminérgicos. A equipa dentária deve também estar consciente da xerostomia, arritmia e alterações da pressão sanguínea.

Discrasias, monitorizar a tensão arterial, assegurar o posicionamento adequado durante e após o tratamento, reduzir o risco de cárie e xerostomia através da higiene, selantes e fluoretos quando necessário, ter em conta a discinesia oromandibular na concepção de próteses dentárias, e avaliar rotineiramente o hemograma completo para procurar efeitos secundários hematológicos relacionados com drogas são tudo coisas que devem ser cuidadosamente consideradas e geridas. [3]

DIAGNÓSTICO DIFERENCIAL

- Os sintomas de Lewy body dementia incluem alucinações, demência, e estado mental errático.

- Dentro de um ano após o diagnóstico, a paralisia supranuclear progressiva manifesta-se como uma queda precoce e uma paralisia de olhar.

- Sintomas de Parkinson subtis, tais como bradicinesia (lentidão do movimento), rigidez (resistência ao movimento), problemas de equilíbrio, e instabilidade postural, são características da Síndrome de Segawa.

- Disfunção autónoma, como a Atrofia de Sistemas Múltiplos, quando a levodopa é mal tolerada, fala, bulbar, disfunção piramidal, ou cerebelar.

- Se um doente estiver a usar antipsicóticos como clorpromazina ou flupentixol, antieméticos como proclorperazina ou metoclopramida, antidepressivos como inibidores selectivos da recaptação de serotonina, ou lítio usado para tratar distúrbios bipolares, problemas de movimento induzidos por drogas podem manifestar-se como doença de Parkinson.

- Avaliando os níveis de ceruloplasmina e realizando um exame oftalmológico para procurar anéis de Kayser-Fleischer, a doença de Wilson com Parkinson deve ser descartada antes dos 40 anos de idade.

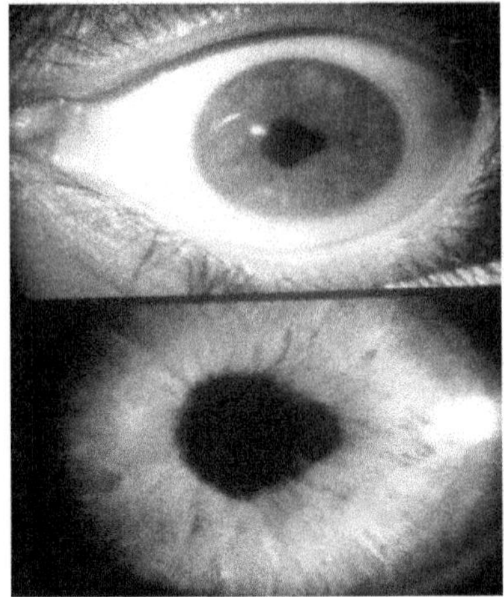

Fig.19 O anel Kayser-Fleischer pode ser usado para diagnosticar a doença de Wilson e distingui-la da doença de Parkinson.

Outros diferenciais da doença de Parkinson a considerar são:

- Doença cerebrovascular

- Toxicidade do monóxido de carbono.

- A doença de Fahr. [149]

DOENÇA DE ALZHEIMER

A demência é caracterizada como um declínio herdado das capacidades cognitivas que dificulta a realização de tarefas diárias com sucesso. A função cognitiva mais frequente perdida com a demência é a memória, embora outras capacidades mentais como a resolução de problemas, o julgamento, a capacidade visuoespacial, e a linguagem também sejam prejudicadas. [3]

A causa mais típica da demência é a doença de Alzheimer, uma doença neurocognitiva. [150]

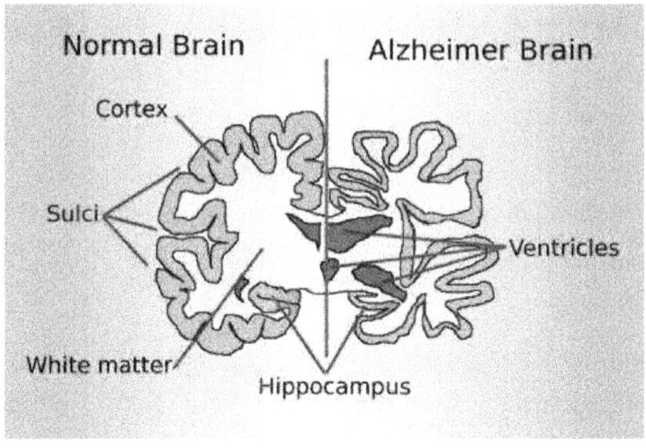

Fig. 20 Alzheimer vs. Cérebro Normal

ETIOLOGIA E EPIDEMIOLOGIA

5,3 milhões de casos de demência foram relatados nos EUA actualmente, e em 2050, haverá provavelmente 18,5 milhões. Existem 24 milhões de pessoas com demência em todo o mundo, e até 2050, prevê-se que esse número tenha quadruplicado.

Alois Alzheimer caracterizou originalmente os sinais clínicos de A.D. em 1906; mais de um século depois, as causas moleculares de A.D. tornaram-se muito mais claras, e as ferramentas de diagnóstico melhoradas tornaram possível aos médicos ver as alterações neurológicas causadas pela doença de Alzheimer. [3]

A maioria dos casos de Alzheimer são esporádicos, com um início tardio (65 anos) e uma causa desconhecida. A idade é o melhor indicador do risco de contrair a doença. De acordo com as estimativas, 10% dos americanos com mais de 65 anos têm a doença de Alzheimer. A proporção de doentes de Alzheimer aumenta com a idade:

- Os de 65 a 74 anos: 3%

- Os de 75 a 84 anos: 17%

- Idade inferior a 85 anos: 32%

Como as mulheres vivem frequentemente mais tempo do que os homens, a doença afecta-as duas vezes mais frequentemente.

Os tipos autossómicos dominantes da doença de Alzheimer, geralmente com início pré-nivelado, podem resultar de mutações nos genes para a proteína precursora amilóide, presenilina I, e presenilina II. O componente principal das placas senis, que são compostas por astrocitos, células glial, e processos axonais ou dendríticos degenerados em torno de um núcleo amilóide, é a beta-amilóide. Nos doentes afectados, o processamento da proteína precursora amilóide é alterado, o que resulta na deposição de beta-amilóide e na agregação fibrilar. A beta-amilóide também pode afectar a actividade cinase e fosfatase de formas que acabam por resultar em tau hiperfosforilação, uma condição que provoca a formação de emaranhados neurofibrilares. As microtubículas são estabilizadas pela tau proteica.

Ainda outra forma do componente genético é o alelo da apoproteína E (epsilon). As proteínas Apo E regulam a formação beta-amilóide, a estabilidade citoesquelética, e a eficácia da reparação cerebral.

Os alelos da apoproteína E (epsilon) são outro tipo de factor genético. A deposição beta-amilóide, a estabilidade citoesquelética, e a eficácia da reparação neural são todas influenciadas pelas proteínas apo E. As pessoas com dois alelos epsilon-4 têm um risco muito maior de desenvolver a doença de Alzheimer, enquanto que as pessoas com o alelo epsilon-2 podem ter um risco menor. A probabilidade de uma pessoa ter a doença de Alzheimer aos 75 anos de idade é cerca de 10 a 30 vezes maior se tiver dois alelos de epsilon-4 do que se não tiver.

O risco de doença de Alzheimer pode ser aumentado por factores de risco como a hipertensão, diabetes, dislipidemia, e tabagismo.
Um corpo crescente de investigação indica que o tratamento agressivo destes factores de risco, mesmo a meio da vida, pode reduzir a probabilidade de desenvolvimento de uma deficiência cognitiva na velhice.

Outros factores, tais como baixos níveis hormonais e exposição a metais, não foram ligados à doença de Alzheimer.[150]

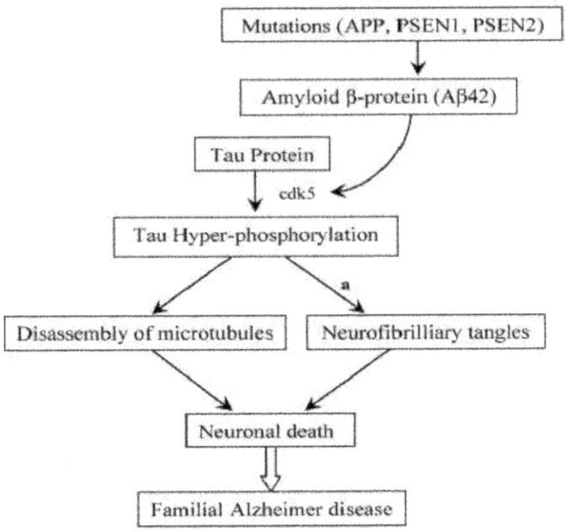

Fig. 21. Mutações que causam a doença de Alzheimer: CDK-Cyclina-cinase dependente, agregação amilóide.

FISIOPATOLOGIA

Os dois seguintes indicadores patológicos da doença de Alzheimer:

- Depósitos de beta-amilóide extracelular (em placas senis)

- Filamentos emparelhados helicoidais vistos nos emaranhados neurofibrilares intracelulares [150]

Placas neuriticas e emaranhados neurofibrilares, juntamente com a perda de neurónios e sinapses, são sintomas de D.C. As estruturas do lobo temporal medial e as regiões corticais do cérebro estão frequentemente onde a patologia mais grave de D.C. está presente. A proteína precursora amilóide (APP), que tem propriedades neurotróficas e neuroprotectoras, é a fonte do peptídeo amilóide (A) encontrado no centro das placas neuróticas. A ideia conhecida como a "cascata amilóide" postula que o evento iniciador da doença que resulta em última análise na degeneração neuronal e demência é um desequilíbrio entre a produção e a depuração de A no cérebro. [3]

Pesquisas recentes sugerem que a fisiopatologia do processamento de A é mais complicada do que se pensava anteriormente. A condição conhecida como angiopatia amilóide, em que a amilóide é acumulada em torno de artérias meníngeas e cerebrais, pode resultar em hemorragias lobares cerebrais. Quando visto sob um microscópio electrónico, os emaranhados neurofibrilares, que são neurofilamentos torcidos no citoplasma dos neurónios e representam a proteína tau fosforilada impropriamente, aparecem como filamentos helicoidais emparelhados.

As microtubulas que transportam organelas celulares e glicoproteínas através do neurónio são consideradas montadas e estabilizadas com a ajuda da proteína tau. O transporte axonal e a função neuronal típica são dificultados no AD porque o tau é hiperfosfórico, o que faz com que o tau normal e outras proteínas associadas aos microtubos sejam sequestrados. A propensão do tau para se agregar em fibrilhas insolúveis que formam emaranhados é ainda mais prejudicial para a função neuronal. [3]

Várias mutações genéticas únicas foram ligadas tanto ao tipo familiar como esporádico de D.A., de acordo com a investigação científica substancial sobre a base genética da doença. Uma condição autossómica dominante chamada D.A. familiar manifesta-se frequentemente antes dos 65 anos de idade. A primeira causa conhecida de D.A. familiar foi mutações no gene APP no cromossoma 21; a maioria dos casos de D.A. familiares são causados por mutações nas PSEN1 e PSEN2, respectivamente, de acordo com pesquisas posteriores. O gene mais frequentemente identificado ligado ao A.D. esporádico é a apolipoproteína E (APOE), um gene do cromossoma 19 envolvido no transporte do colesterol. A maior parte do risco genético para o esporádico A.D. é causado pelo alelo e4. As mutações relacionadas com a sortilina (SORL1) foram ligadas tanto às mutações esporádicas como às mutações tardias A.D. [3]

Verificou-se que o cérebro dos doentes de Alzheimer tem uma resposta imunitária e inflamação contínua. Segundo alguns cientistas, a inflamação é a terceira característica patológica primária da doença de Alzheimer. [151]

A doença de Alzheimer tem estado ligada a processos de priões. Uma proteína cerebral de superfície celular normal conhecida como proteína do prião é desdobrada numa forma nociva conhecida como prião nas doenças do prião. Os danos cerebrais resultam da indução subsequente do prião de uma proteína idêntica, desdobrada noutras proteínas do prião, o que produz um aumento significativo de proteínas aberrantes. O beta-amilóide em placas amilóides cerebrais e o tau em entrelaçamentos neurofibrilares são hipotéticos para exibir qualidades semelhantes às do prião, auto-replicáveis na doença de Alzheimer. [150]

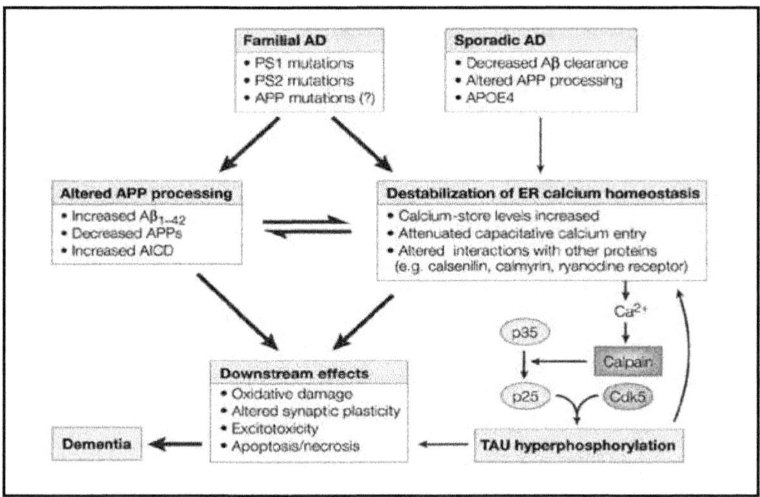

Fig.22 Patofisiologia da doença de Alzheimer.

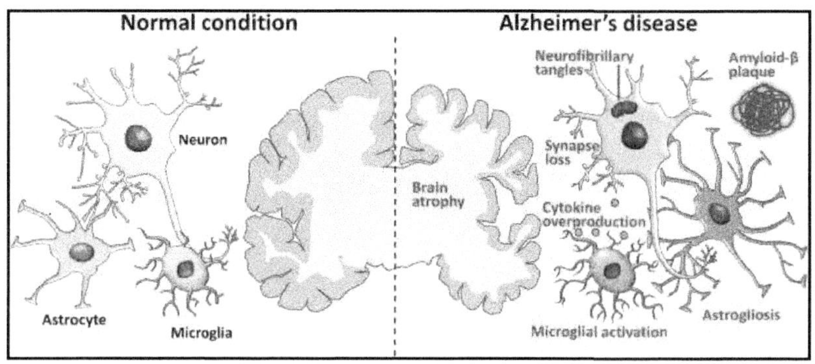

Fig. 23 Cérebro na doença de Alzheimer.

MANIFESTAÇÃO CLÍNICA

A DA é uma desordem que se agrava gradualmente, e tem uma série de traços clínicos. Três fases do AD são agora reconhecidas por critérios clínicos actualizados:

1. adolescente-encontrado A.D.
2. Deficiência cognitiva ligeira relacionada com a doença de Alzheimer
3. Demência relacionada com a doença de Alzheimer.

A D.A. pré-clínica ocorre antes das deficiências cognitivas, e as actividades diárias são na sua maioria estudadas e empregadas no estudo. A doença de Alzheimer (D.A.) é caracterizada por alterações na memória e outras funções cognitivas que são aparentes aos pacientes e suas famílias, mas que não impedem significativamente as actividades diárias. Alterações em dois ou mais domínios cognitivos e comportamentais que prejudicam o funcionamento diário são características da demência causada pela amnésia retrógrada causada por diminuições progressivas na memória episódica é um dos sintomas iniciais da doença de Alzheimer. A perda de memória pode não ser notada no início ou pode ser descartada como esquecimento, mas à medida que a condição avança, começa a dificultar as actividades diárias como a condução, prestando atenção às instruções e tomando decisões racionais. À medida que o D.C. se agrava, a pessoa é frequentemente incapaz de trabalhar, é facilmente confundida e desorientada, e pode necessitar de monitorização diária. A falta da capacidade de raciocinar de forma abstracta, a deficiência linguística e as deficiências viso-espaciais começam a obstruir as tarefas normais e quotidianas. O declínio cognitivo, a agitação, os delírios e o comportamento psicótico são traços de um D.A. avançado. Os pacientes deambulam frequentemente sem rumo e podem desenvolver tensão muscular ligada a anomalias de marcha. Pacientes com D.C. em fase terminal desenvolvem frequentemente rigidez, mutismo, incontinência, e dependência do leito. Os doentes podem necessitar de assistência em tarefas básicas como comer e vestir-se, e a actividade convulsiva generalizada pode estar presente. A malnutrição, problemas cardíacos, embolias pulmonares, ou infecções subsequentes, causam frequentemente a morte. [3]

DIAGNÓSTICO

Doença pré-clínica de Alzheimer (A.D. pré-clínica)) é diagnosticada principalmente através da avaliação de biomarcadores, tais como indicadores de deposição de proteínas A no cérebro (baixo LCR A42 e tomografia por tomografia amilóide [PET] positiva de emissão de pósitrons) e indicadores de neurodegeneração a jusante (elevado LCR tau [total e fosforilado], diminuição do metabolismo no córtex temporal e parietal em 18F-fluorodeoxiglicose PET, e cérebro em Os resultados dos exames clínicos e neurológicos, juntamente com a história médica do paciente, ajudam a fazer um diagnóstico clínico de A.D. Os critérios incluem um historial de declínio progressivo da função cognitiva sem outras questões neurológicas ou médicas conhecidas. As capacidades cognitivas globais são tipicamente avaliadas utilizando um exame de rastreio cognitivo, tal como o Mini Exame de Estado Mental, quando se suspeita de anomalias do estado mental. Apenas o D.A. confirmado por autópsia é elegível para o D.A. definitivo. O D.A. possível refere-se a pessoas que satisfazem os critérios para demência mas têm uma condição que pode afectar o seu estado neurológico, como o hipotiroidismo ou a doença cerebrovascular, mas provavelmente têm D.A. se não houver doença relacionada. Comparando pacientes com doença de Alzheimer com aqueles que são saudáveis ou que têm outras demências, um estudo diagnóstico do LCR pode revelar um aumento modesto da proteína tau e uma diminuição da concentração de A peptídeo. A maioria dos estudos electroencefalográficos (EEG) mostram uma desaceleração generalizada sem características focais. Quando se suspeita de A.D., a neuroimagem é crucial para excluir outras condições causadoras de demência, incluindo doenças cerebrovasculares, hematomas subdurais, e tumores cerebrais. A retracção em áreas cerebrais vulneráveis, particularmente o córtex entorhinal e o hipocampo, é consistentemente observada na ressonância magnética volumétrica. No córtex temporal, parietal e cingulado posterior, a PET pode detectar áreas de hipometabolismo e tem uma capacidade realmente boa para distinguir a D.A. de outras demências. Os sinais altamente indicativos de D.A. incluem uma deterioração gradual na memória e orientação, resultados normais de testes laboratoriais, e neuroimagens que revelam apenas atrofia cortical e hipocampal difusa ou posteriormente predominante. [3]

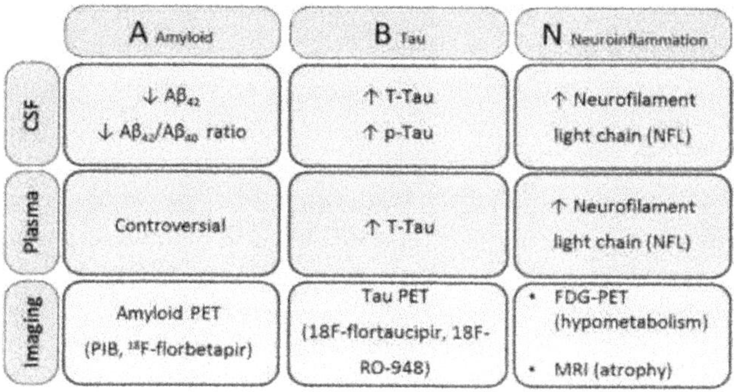

Fig. 24 Biomarcadores na doença de Alzheimer.

TRATAMENTO

O objectivo da terapia para A.D. é travar a progressão da doença porque não há cura conhecida. Foi aprovado pela U.S. Food and Drug Administration que os inibidores de colinesterase actuam como padrão de cuidados para tratar casos ligeiros a moderados de D.A. Existem quatro tipos diferentes de inibidores de colinesterase no mercado neste momento:

- Tacrine

- Donepezil

- Rivastigmina

- Galantamine;

Uma vez que a tacrina é hepatotóxica, é agora raramente utilizada. Estes fármacos estimulam o receptor colinérgico inibindo a acetilcolinesterase, o que reduz a hidrólise da acetilcolina.

Os efeitos negativos típicos destes medicamentos incluem:

- Náusea

- Vómito

- Diarreia

- Redução de peso

- Bradicardia

- Síncope

Para tratar D.A. moderado a severo, utiliza-se memantine, um antagonista não competitivo dos receptores de N-metil-d-aspartato. Acredita-se que defende os neurónios da excitotoxicidade causada pelo glutamato. Segundo estudos, a toma de memantina em combinação com inibidores de colinesterase leva a melhores resultados cognitivos e funcionais do que a utilização exclusiva de memantina. Os inibidores selectivos da recaptação de serotonina são amplamente utilizados para tratar a depressão, que está frequentemente presente nas fases ligeira a moderada da D.A. Os medicamentos antipsicóticos são utilizados para tratar pacientes que apresentam comportamento violento e psicose, especialmente nas fases posteriores da doença. Além disso, foi descoberto que antioxidantes como selegilina e -tocoferol (vitamina E), medicamentos para baixar o colesterol, anti-inflamatórios, e tratamentos à base de ervas como ginkgo

Biloba são clinicamente eficazes no tratamento de D.A. Os medicamentos que podem tratar doenças estão a ser estudados para possível uso terapêutico no tratamento de D.A. Estes medicamentos diminuem a produção de A, param a agregação de A, promovem a desobstrução de A, e visam a desobstrução de Tau, além de visarem a fosforilação de Tau e a montagem. Os cuidadores de doentes de A.D. devem ser incluídos em toda a terapia, uma vez que são responsáveis por manter a saúde geral do doente e por assegurar que têm uma qualidade de vida significativa. Uma vez que a prestação de cuidados a doentes de A.D. pode ser bastante desafiante, é frequentemente necessário fornecer a estas pessoas ajuda a nível educacional, emocional e psicológico. [3]

CONSIDERAÇÃO DA SAÚDE ORAL

Uma vez que se verifica frequentemente um agravamento grave do estado de saúde oral com a progressão da doença, a saúde oral e dentária é uma grande preocupação para os pacientes com doenças dentárias. Em comparação com pessoas saudáveis, os pacientes com D.A. parecem ter mais probabilidades de experimentar dores orofaciais, cárie coronal e radicular, infecções periodontais, e anomalias da articulação temporomandibular. Os prestadores de cuidados de saúde orais devem ser capazes de identificar.

Os pacientes são encaminhados para avaliação médica adicional se apresentarem sintomas de D.A. Quando apresentados com novas situações ou com perguntas, instruções ou informações que não compreendem, os pacientes com D.A. podem tornar-se agitados, irritados, e mesmo hostis. Um cuidador pode ser útil porque pode confirmar a informação do paciente, analisar o comportamento do paciente e reduzir a ansiedade. O profissional de saúde dentária deve abordar os pacientes com D.A. de forma simpática e explicar cabalmente todos os passos e directivas. Os pacientes de AA devem ser submetidos a um rigoroso regime dentário preventivo que inclua um exame oral, educação sobre boa higiene oral, ajuste de próteses, e uma recolha de três meses.

Para a higiene oral e cuidados dentários, dispositivos especialmente adaptados como protecções bucais de espuma e escovas de dentes personalizadas podem ser úteis em pacientes com doenças dentárias. A capacidade do paciente para cooperar diminui à medida que a função cognitiva se deteriora, pelo que é aconselhável restaurar completamente a função dos cuidados de saúde dentários nas fases iniciais do D.A. Em pessoas com D.A. grave, devem ser evitados procedimentos dentários longos e complexos. Os medicamentos usados rotineiramente na medicina dentária podem interagir com os medicamentos usados no tratamento de D.A. e criar uma série de respostas orofaciais. A sialorreia pode ser causada por inibidores da colinesterase, enquanto a xerostomia está frequentemente ligada a antidepressivos e antipsicóticos. O uso de drogas antipsicóticas também tem sido ligado a relatos de disgeusia e estomatite. O metabolismo da galantamina pode ser severamente dificultado por antibióticos, incluindo eritromicina, claritromicina, e cetoconazol, que podem ter efeitos colinérgicos centrais ou periféricos negativos. Quando utilizados juntamente com AINEs, as anticolinesterases podem aumentar o risco de desconforto gastrointestinal e hemorragia. Devido ao risco potencial de efeitos secundários cardiovasculares, incluindo eventos hipertensivos ou disritmias, em doentes com A.D. que tomam antidepressivos tricíclicos, os anestésicos locais com vasoconstritores adrenérgicos devem ser utilizados com cautela. [3]

Quadro 9: Medicamentos para a doença de Alzheimer[150]

Nome da droga	Dose inicial	Dose Máxima	Comentários
Donepezil	5 mg por via oral uma vez por dia	23 mg uma vez por dia (para a doença de Alzheimer moderada a grave)	Geralmente bem tolerado mas pode causar náuseas ou diarreia

Galantamine	4 mg por via oral duas vezes por dia Libertação prolongada: 8 mg uma vez por dia na manhã	12 mg duas vezes por dia Libertação prolongada: 24 mg uma vez por dia em o AM	Possivelmente mais benéfico para os sintomas comportamentais do que outros medicamentos Modula os receptores nicotínicos e parece estimular a libertação de acetilcolina e aumenta o seu efeito
Memantine	5 mg por via oral duas vezes por dia	10 mg duas vezes por dia	Utilizado em doentes com doença de Alzheimer moderada a grave
Rivastigmina	Líquido ou cápsula: 1,5 mg duas vezes por dia Patch: 4,6 mg/24 horas	Líquido ou cápsula: 6 mg duas vezes por dia Patch: 13,3 mg/24 horas	Disponível em solução líquida e um adesivo

DIAGNÓSTICO DIFERENCIAL

Pode ser um desafio distinguir a doença de Alzheimer de outras demências. A doença de Alzheimer e a demência vascular podem ser distinguidas utilizando técnicas de avaliação, tais como o Hachinski Ischemic Score. Em vez da doença de Alzheimer, a demência com corpos de Lewy resulta devido a flutuações cognitivas, sintomas parkinsonianos, alucinações visuais bem formadas, e relativa preservação da memória a curto prazo. [150]

Tabela: 10 Pontuação isquémica de Hachinski modificada [150]

Funcionalidade	Pontos *
Início abrupto dos sintomas	2
Deterioração por etapas (por exemplo, declina-estabilidade-declínio)	1
Curso de flutuação	2
Confusão nocturna	1
Personalidade relativamente preservada	1
Depressão	1
Queixas somáticas (por exemplo, dores no corpo, dores no peito)	1
Capacidade emocional	1
História ou presença de hipertensão	1
História do AVC	2
Evidência de aterosclerose coexistente (por exemplo, PAD, MI)	1
Sintomas neurológicos focais (por exemplo, hemiparesia, homónimo) hemianopia, afasia)	2

Sinais neurológicos focais (por exemplo, fraqueza unilateral, perda sensorial, reflexos assimétricos, sinal Babinski)	2
* A pontuação total é determinada: • < 4 sugere demência primária (por exemplo, doença de Alzheimer). • 4-7 é indeterminado. • > 7 sugere demência vascular.	
MI = enfarte do miocárdio; PAD = doença arterial periférica.	

Tabela: 11 Diferenças entre a doença de Alzheimer e a demência com corpos de Lewy Bodies[150]

Funcionalidade	Doença de Alzheimer	Demência com corpos de Lewy Bodies
Patologia	Placas senis, emaranhados neurofibrilares, e depósitos de beta-amilóide no córtex cerebral e matéria cinzenta subcortical	Corpos moles em neurónios do córtex
Epidemiologia	Afecta o dobro das mulheres	Afecta o dobro dos homens
Inheritance	Familiar em 5-15% dos casos	Raramente familiar

Diariamente flutuação	Alguns	Proeminente
Memória a curto prazo	Perdido no início da doença	Lessaffected . Deficits em alerta e atenção mais do que na aquisição de memória
Sintomas Parkinsonia nos	Muito raro, ocorrendo tardiamente na doença Andamento normal	Proeminente, óbvio no início da doença Rigidez axial e instável marcha
Autonómico disfunção	Raro	Comum
Alucinações	Ocorre em cerca de 20% dos doentes, geralmente quando a doençaé moderadamente avançado	Ocorre em cerca de 80%, geralmente quando a doença é precoce O mais comum, visual
Adverso efeito s com antipsicóticos	Possível agravamento dos sintomas de demência	Pioramento agudo comum dos sintomas extrapiramidais, que podem ser graves ou vitais ameaçador

PERTURBAÇÕES CONVULSIVAS

Uma *convulsão* é uma condição paroxística provocada por descargas hipersíncronas não habituais, excessivas e hipersíncronas de agregados neuronais do SNC. Uma colecção de doenças neurológicas caracterizadas por actividade convulsiva repetida é a epilepsia. [3]

ETIOLOGIA & EPIDEMIOLOGIA

Entre as nações afluentes, a prevalência da epilepsia é de cerca de 50 por 100.000 pessoas por ano (ou aproximadamente 1% da população dos EUA), e é mais elevada em bebés e idosos. Com base nas características clínicas da actividade epiléptica e das alterações EEG relacionadas, a Liga Internacional contra a Epilepsia concebeu inicialmente um sistema de classificação de epilepsia e síndromes epilépticas. [3]

1. Apreensões parciais

   A. Apreensões parciais simples
      i.   Com sinalização motora
      ii. Com sintomas somatossensoriais ou sensoriais
           especiais
      iii. Com sintomas ou sinais autonómicos
      iv. Com sintomas psíquicos

   B. Apreensões parciais completas
      i.   Início parcial simples, seguido de uma diminuição da
           consciência
      ii. Com perda de consciência no início

   C. Apreensões parciais evoluindo para apreensões
      secundariamente generalizadas.
      i.   Apreensões parciais simples evoluindo para
           apreensões generalizadas
      ii. Apreensões parciais complexas evoluindo para
           apreensões generalizadas
      iii. Apreensões parciais simples evoluindo para
           complexas

2. Apreensões generalizadas

   A. Apreensões de ausência
      i.   Ausência típica
      ii. Ausência atípica
   B. Apreensões mioclónicas
   C. Apreensões clónicas
   D. Apreensões tónicas
   E. Apreensões tónico-clónicas
   F. Apreensão aclónica
   G. Ataques epilépticos não classificados

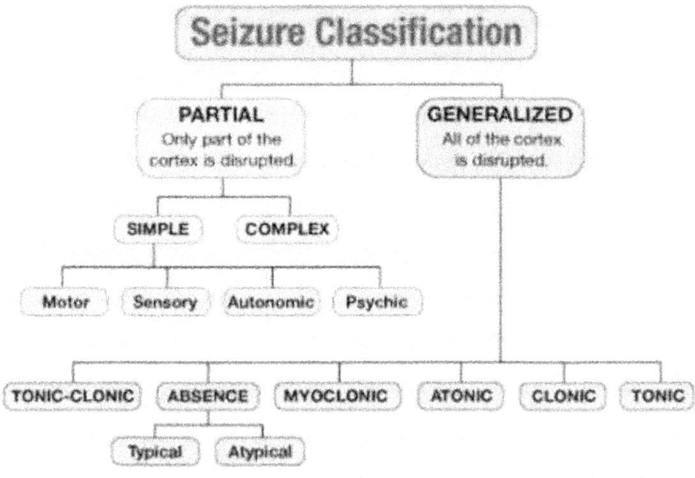

Fig. 25 Classificação da apreensão [152]

Genética, idade de início, e processos fisiopatológicos da doença foram todos considerados em modificações posteriores do esquema de classificação ao classificar as síndromes epilépticas. Os três principais tipos de actividade convulsiva actualmente utilizados na prática clínica são as convulsões focais, generalizadas e indeterminadas.

As apreensões parciais inserem-se na categoria de apreensões focais; as suas manifestações clínicas dependem do local de origem e começam em redes restritas a um hemisfério.

As explosões de alta frequência dos potenciais de acção e a hiper sincronização são dois processos simultâneos num grupo de neurónios que definem convulsões parciais. Ambos os hemisférios cerebrais produzem simultaneamente convulsões generalizadas, com características clínicas distintas que tornam o diagnóstico mais fácil.

Pensa-se que as convulsões generalizadas têm uma patofisiologia subjacente que é mal compreendida e é atribuída a uma excitabilidade neuronal aberrante. Uma forma de convulsão generalizada conhecida como convulsão de ausência (petit mal) é caracterizada por uma perda de consciência abrupta e transitória sem perda do tom corporal e um resultado de ritmos oscilatórios irregulares produzidos quando se dorme por circuitos que incluem o tálamo e o cérebro.

As convulsões generalizadas, conhecidas como tónico-clónicas (grand mal), exibem características clínicas impressionantes, sobretudo a contractura tónica, e os movimentos musculares clónicos bruscos.

As apreensões atípicas, atónicas e mioclónicas são diferentes categorias de apreensões generalizadas. As apreensões desconhecidas são as apreensões que não podem ser categorizadas como focais ou generalizadas.

A vida de um indivíduo pode ver o início da actividade de convulsão em qualquer altura, e a causa muda tipicamente com a idade do paciente. As convulsões de fragata sem sinais de uma infecção relacionada com o SNC são as mais frequentes no final da infância e na primeira infância; acontecem tipicamente entre os 3 e 5 anos de idade, atingindo um pico entre os 18 e 24 meses.

Os adultos podem sofrer convulsões generalizadas isoladas e não recorrentes por várias razões, tais como anomalias metabólicas, toxinas, efeitos secundários de drogas, hipotensão, hipoglicemia, hiponatremia, uremia, encefalopatia hepática, overdoses, e retirada de drogas. Em pessoas com mais de 65 anos, a doença vascular cerebral pode causar cerca de 50% dos novos casos de epilepsia.

Doenças degenerativas do SNC, deficiências de desenvolvimento, e factores familiares/genéticos são algumas outras etiologias da epilepsia. As pessoas com doenças de base neurológica, tais como paralisia cerebral e autismo, são mais propensas a experimentar epilepsia. [3]

FISIOPATOLOGIA

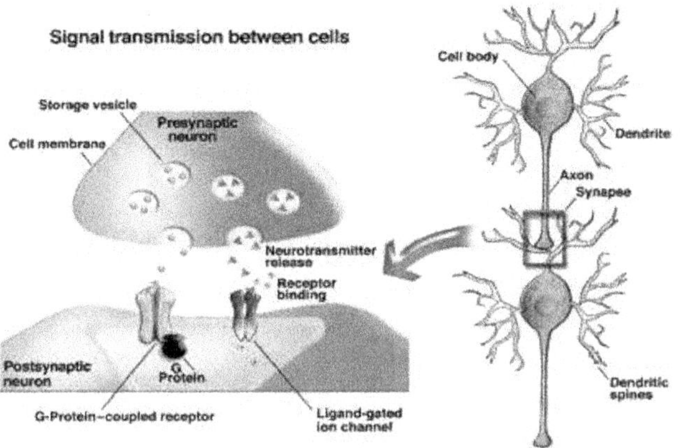

Fig. 26 Patofisiologia da apreensão.

Todos têm uma ligeira tendência para as apreensões. De acordo com a ideia de um limiar de apreensão, cada pessoa encontra-se ao longo de um continuum de susceptibilidade de apreensão, com várias circunstâncias a afectar essa susceptibilidade. Os indivíduos podem atravessar esse limiar e sofrer uma convulsão devido a medicamentos, factores genéticos, problemas electrolíticos, qualidade do sono, infecções, inflamação cerebral, ou lesões de muitas causas diferentes. [153]

As convulsões começam a nível celular activando células cerebrais que são propensas a elas, o que provoca descargas síncronas de grupos progressivamente maiores de neurónios ligados. Sem dúvida, os neurotransmissores estão envolvidos. O ácido gama-aminobutírico (GABA) é um neurotransmissor inibitório significativo, e o glutamato é o neurotransmissor excitatório mais prevalecente. A actividade eléctrica aberrante é iniciada por um desequilíbrio de demasiada excitação e pouca inibição. Estes PDS eléctricos funcionam como um catalisador da actividade epiléptica. As convulsões podem ser provocadas pelo aumento da activação ou diminuição da inibição de tais descargas. As indicações ou sintomas clínicos da convulsão reflectem frequentemente a área afectada do cérebro. [154]

Anormalidades sistémicas, incluindo acidose láctica, níveis elevados de catecolaminas, hipertermia, perturbações respiratórias, e outras modificações sistémicas, estão presentes em estado convulsivo generalizado epilepticus[155-157] . O cérebro é prejudicado pela actividade eléctrica persistentemente elevada que caracteriza o estado epilepticus. [158] O estado convulsivo generalizado do epilepticus progride de convulsões intermitentes ou contínuas para um estado com pouca ou nenhuma actividade motora. A actividade eléctrica por EEG também desenvolve[159] . Uma forma de estado generalizado de epilepticus que é não convulsivo poderia resultar disto. [153]

MANIFESTAÇÃO CLÍNICA

Apreensões focais (Apreensões parciais)

As convulsões parciais simples, normalmente não ligadas a uma diminuição da consciência, reflectem o disparo neuronal a partir de uma localização cortical distinta, tal como o córtex motor do lóbulo frontal ou em estruturas subcorticais. As convulsões parciais simples são caracterizadas por idiotas clónicos de actividade-rapidez que sintomas somatossensoriais, alterações visuais ou distorções, e sensações auditivas, olfactivas ou gustativas também podem acompanhar. A marcha Jacksoniana, uma condição marcada pelo envolvimento sucessivo dos músculos de uma extremidade, pode ocorrer como resultado destas convulsões que se espalham por uma área cada vez maior do córtex motor.

Os adultos com epilepsia sofrem frequentemente convulsões parciais complexas, que provocam perda ou diminuição da consciência. Os focos de convulsões múltiplas começam nos lobos frontais temporal e inferior, deixando os pacientes com confusão e alucinações da variedade visual ou auditiva. As convulsões começam tipicamente com uma aura, um precursor da actividade convulsiva, e podem incluir sentimentos de ansiedade, desprendimento, e odores ou sons sólidos. Durante a convulsão, o paciente exibe automatismos, que são comportamentos automáticos incontroláveis que vão desde mastigar e bater nos lábios até ao comportamento violento.

Apreensões generalizadas

Alguns segundos de inconsciência sem perda de tónus muscular são a marca registrada das convulsões de ausência. Além disso, sem qualquer actividade muscular clínica ampla, são frequentemente observados leves contracções faciais e piscadelas rápidas nos olhos.

Os pacientes com crises de ausência parecem estar a "sonhar acordado", mesmo que frequentemente possam retomar uma função motora ou cognitiva previamente iniciada uma vez que a actividade convulsiva tenha parado. Os pacientes com crises de ausência não experimentam normalmente uma desorientação postictal. Até 90% das pessoas com crises de ausência experimentam uma remissão espontânea antes da maturidade, com estes episódios a começarem tipicamente na infância.

Apreensões tónico-clónicas

Começando abruptamente, têm frequentemente uma aura perante eles. A musculatura inteira contrai-se violentamente durante 20 a 40 segundos à medida que o paciente perde a consciência. Um gemido forte, frequentemente referido como um "grito epiléptico", pode ser produzido pela expiração forçada do ar e contracção dos músculos laríngeos. Os pacientes sofrem frequentemente de cianose durante a fase tónica como resultado de forçar a boca a fechar e forçar a sua respiração a continuar. A fase seguinte é a fase clónica, que normalmente dura pouco mais de um minuto e envolve o corpo inteiro a sacudir continuamente. O paciente pode permanecer sem reagir durante minutos a horas durante a fase pós-parto, antes de chegar gradualmente à fase em que frequentemente não tem memória do evento.

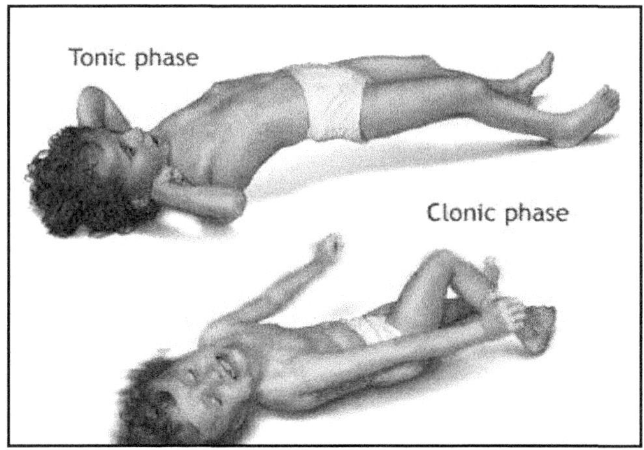

Fig 27. Fases tónica e clónica.

Durante o período pós-parto, é comum sustentar danos físicos de quedas ou convulsões musculares e sinais de esvaziamento da bexiga, mordedura da língua, ou pneumonia por aspiração. Após uma convulsão tónico-clónica, os doentes recuperam gradualmente a consciência e expressam frequentemente exaustão e dores de cabeça.

É possível que as convulsões tónico-clónicas generalizadas persistam ou voltem a ocorrer sem que o paciente recupere a consciência. Epilepsia generalizada é o nome desta doença, que tem vários efeitos secundários perigosos, incluindo danos físicos, falência cardiorrespiratória, perturbações metabólicas e danos cerebrais irreversíveis. Como resultado, é considerado como uma emergência médica.

As convulsões provocadas por estímulos visuais, incluindo a iluminação do estroboscópio, a luz solar cintilante, e padrões a preto e branco de alto contraste, são a marca distintiva da epilepsia fotossensível. Foi demonstrado que a epilepsia fotossensível pode causar convulsões tónicas-clónicas generalizadas, parciais, mioclónicas, e atípicas de ausência. [3]

AVALIAÇÃO

A história e o exame físico servem como referência para outras avaliações clínicas. A primeira consideração é se a convulsão foi induzida ou não provocada, se o médico pensa que foi. Tipicamente, os electrólitos são recolhidos através de testes laboratoriais. Os doentes com histórico de febre, imunossupressão, ou outros sinais que indiquem uma provável infecção do sistema nervoso central, devem ser considerados para a punção lombar.

Com base em circunstâncias históricas ou em descobertas focais no exame neurológico, a neuroimagem é frequentemente adquirida e tem um maior rendimento. Para pacientes com histórico de traumatismo craniano agudo, malignidade, imunocomprometimento, febre, dor de cabeça persistente, uso de anticoagulantes, idade superior a 40 anos, ou o início de convulsões focais, aconselha-se a imagiologia se houver suspeita de um processo intracraniano agudo. [160,161]

A determinação dos níveis séricos de sódio e glucose é aconselhada para um paciente adulto saudável que recuperou para a função neurológica normal de base e parece ter sofrido uma primeira convulsão. Uma directriz para mulheres em idade fértil é o teste de gravidez. [173] A neuroimagem e outros trabalhos laboratoriais são frequentemente necessários.

Usando electroencefalografia (EEG) pode identificar pacientes epilépticos. As descargas epilépticas, quer focais quer generalizadas, distinguem a actividade de convulsões no EEG. O EEG é frequentemente adquirido como uma ferramenta de estratificação de risco para pacientes com ou em risco de convulsões. A gestão pode variar se o EEG revelar epileptiformes ou outras anomalias.

A neuroimagem e outros estudos serológicos serão necessários se houver uma perturbação persistente da consciência ou se ainda estiverem a ocorrer convulsões. A marcação de consultas de neurologia e de um EEG é necessária se o estado de epilepsia não for um factor de epilepsia. [162]

TRATAMENTO

A terapia farmacológica é considerada como a pedra angular dos cuidados de epilepsia. O objectivo é seleccionar o DEA mais adequado para o tipo particular de actividade convulsiva e administrá-lo na dose correcta para controlar a actividade convulsiva com o menor número possível de efeitos adversos. Actualmente, existe uma variedade de DEA disponíveis para tratar epilepsia, e várias variáveis, incluindo disponibilidade de medicamentos, custo, e comorbilidades médicas, têm frequentemente impacto na escolha de um medicamento específico.

O tratamento das convulsões parciais, especialmente as que se generalizam secundariamente, inclui lamotrigina, carbamazepina, e fenitoína. Dado que a fenitoína tem uma meia-vida longa e requer menos doses diárias do que a carbamazepina e a lamotrigina, a adesão do paciente é maior. A hiperplasia gengival, o hirsutismo e o embrutecimento das características faciais estão todos ligados à fenitoína. A carbamazepina tem estado ligada à hepatotoxicidade, leucopenia, e anemia aplástica, enquanto a lamotrigina tem estado ligada à erupção cutânea. Topiramato, gabapentina, e oxcarbazepina são terapias adicionais para pacientes com convulsões parciais. O ácido valpróico é utilizado para tratar convulsões tónico-clónicas generalizadas. Pode causar supressão da medula óssea e hepatotoxicidade, pelo que deve ser monitorizado em laboratório. Este DEA deve ser evitado em doentes com doenças pré-existentes da medula óssea ou do fígado. Os tratamentos alternativos para as convulsões tónico-clónicas generalizadas incluem lamotrigina, levetiracetam, carbamazepina, e fenitoína. A etosuximida é especialmente eficaz no tratamento de convulsões de ausência simples. Perampanel, um novo DEA que afecta a transmissão pós-sináptica glutamatérica, foi recentemente aprovado como tratamento adjuvante para as convulsões parciais refractárias. Quando se consegue o controlo das convulsões, a terapia farmacológica pode ser descontinuada.

Para convulsões em curso, diazepam, midazolam, ou lorazepam são medicações aceitáveis de primeira linha. A dose recomendada varia, mas são aceites os seguintes regimes para adultos: [163,164]

- IV lorazepam 4 mg; repetir a cada 5 a 10 minutos se as convulsões persistirem.
- Midazolam 10 mg por via intramuscular ou intravenosa; repetir a cada 5 a 10 minutos se as convulsões persistirem.
- Diazepam 10 mg IV; repetir a cada 10 minutos se as convulsões persistirem.

Mesmo depois de completar um ensaio de tratamento de epilepsia altamente previsto - o estado estabelecido do tratamento de epilepsia - o melhor medicamento de segunda linha continua por descobrir (ESETT). Fosfenitoína, valproato, levetiracetam, e outros medicamentos de segunda linha estão disponíveis. As doses do estudo ESETT estão listadas abaixo, com um tempo de infusão de dez minutos. Os medicamentos utilizados neste estudo foram mais elevados do que os utilizados na prática clínica. Os médicos observaram taxas semelhantes de efeitos adversos com estes medicamentos, e nenhum dos medicamentos foi considerado superior aos outros. [165]

- 20 PE/kg de fosfenitoína (até 1500 equivalentes de fenitoína)

- 40mg/kg de valproato (até 300 mg)
- 60 mg de levetiracetam (até 4500 mg)

As seguintes características do paciente aumentam a probabilidade de permanecer livre de convulsões após a descontinuação da terapia medicamentosa:

1. Controlo médico completo das apreensões durante um a cinco anos;

2. Tipo de apreensão única;

3. Um exame neurológico padrão, incluindo inteligência; e

4. Um EEG típico.

Muitos pacientes que satisfazem os critérios acima e compreendem os riscos e benefícios são desmamados com sucesso dos medicamentos após dois a quatro anos sem convulsões. Em pacientes com epilepsia refractária, é frequentemente necessária uma combinação de DEA para tentar controlar as convulsões. Os pacientes podem tratar com sucesso a epilepsia refractária com três ou mais medicamentos; contudo, até 30% dos pacientes são resistentes a todas as terapias médicas.

Procedimentos cirúrgicos como a remoção limitada do hipocampo e amígdala, lobectomia temporal, ou hemisferectomia podem ser indicados para estes pacientes. As pacientes não candidatas a cirurgia cerebral resectiva podem beneficiar da estimulação do nervo vago (VNS), que implica a implantação de um eléctrodo no nervo vago esquerdo e a recepção de impulsos eléctricos intermitentes a partir de um gerador implantado. A estimulação dos núcleos vagais tem demonstrado causar uma activação generalizada das vias corticais e subcorticais, bem como um aumento do limiar de convulsão. A estimulação cerebral profunda (DBS) e os sistemas de neuroestimulação responsiva são também utilizados para tratar a epilepsia refratária. A terapia genética está actualmente a ser investigada como uma modalidade de tratamento alternativo para a epilepsia que se tem revelado resistente às terapias padrão. [3]

<u>CONSIDERAÇÃO DA SAÚDE ORAL</u>

No ambiente dentário, os pacientes com perturbações convulsivas são avaliados e geridos de forma rotineira. Em comparação com indivíduos saudáveis, esta população de doentes tem uma taxa mais elevada de lesões físicas, incluindo traumas dentários e faciais. Além disso, em estudos a longo prazo, os pacientes com epilepsia têm uma saúde oral e um estado dentário deficientes em comparação com os indivíduos saudáveis com a idade. Antes de iniciar qualquer tratamento dentário, é necessária uma avaliação completa do distúrbio convulsivo de um paciente para determinar a estabilidade da condição e um local de tratamento adequado. O tipo de convulsões, a etiologia das convulsões, a frequência das convulsões, os desencadeadores conhecidos da actividade convulsiva, a presença de aura antes da actividade convulsiva, e o historial de lesões relacionadas com a actividade convulsiva são todas características essenciais para o médico avaliar.

Uma consulta com o médico e neurologista do doente é aconselhada se um doente apresentar sinais de um distúrbio convulsivo descontrolado ou mal controlado. Os doentes com perturbações convulsivas pouco ou mal controladas podem não ser adequados para cuidados dentários de rotina e devem ser encaminhados para um ambiente hospitalar. Os pacientes com SV implantados não necessitam de antibióticos antes de procedimentos dentários invasivos. Os dispositivos dentários que utilizam diatermia não são recomendados para estes pacientes porque podem interferir com o funcionamento do VNS. É prudente evitar quaisquer estímulos conhecidos da actividade convulsiva do paciente enquanto presta cuidados dentários. Os pacientes que sofrem de convulsões mal controladas apresentam frequentemente sinais de trauma intra-oral, tais como dentes fracturados e lacerações dos tecidos moles.

Recomenda-se a utilização de adereços bucais com fio dentário (facilmente recuperáveis) e um dique de borracha para reduzir o risco de lesões e aspiração durante o tratamento dentário. As próteses fixadas com metal são preferíveis às próteses removíveis para reduzir o risco de deslocamento e aspiração durante a actividade de convulsões. Os DEA podem causar discrasias sanguíneas significativas, o que pode prejudicar a prestação de cuidados dentários.

Vários DEA, incluindo fenitoína, carbamazepina, e ácido valpróico, podem causar supressão da medula óssea, leucopenia, trombocitopenia, e disfunção plaquetária secundária, aumentando potencialmente o risco de infecção microbiana, cura atrasada, hemorragia gengival e pós-operatória, e hemorragia gengival e pós-operatória.

Antes de receberem tratamento dentário, os pacientes que tomam estes medicamentos podem necessitar de um hemograma completo com diferencial para avaliar a contagem de glóbulos brancos e plaquetas e estudos de coagulação para avaliar a capacidade de coagulação. Os doentes que tomam carbamazepina a longo prazo devem ter os seus níveis sanguíneos séricos verificados antes de iniciar o tratamento dentário, porque doses inadequadas podem resultar num controlo inadequado das convulsões, e doses excessivas podem resultar em hepatotoxicidade. Porque aumentam o risco de hemorragia, a aspirina e os anti-inflamatórios não esteróides devem ser evitados para o controlo da dor pós-operatória em doentes com ácido valpróico.

Quando usados correctamente, os anestésicos locais não têm contra-indicações em doentes com perturbações convulsivas. O crescimento excessivo gengival é uma complicação oral comum em pacientes com distúrbios convulsivos que utilizam DEA, sobretudo fenitoína. A prevalência de sobrecrescimento gengival varia e tem sido relatada em até 50% dos utilizadores de fenitoína. As superfícies labiais anteriores da gengiva maxilar e mandibular são as mais frequentemente afectadas, e os sintomas podem aparecer entre 2 e 18 meses após o início da medicação. Esta condição tem sido tradicionalmente ligada a um aumento do número de fibroblastos no tecido conjuntivo gengival. De acordo com a investigação, a fenitoína altera as vias de sinalização molecular que controlam a degradação do colagénio pelos fibroblastos gengivais, e a acumulação de colagénio leva a um sobrecrescimento gengival clinicamente visível. Como a inflamação pode agravar esta condição, recomenda-se uma limpeza profissional regular e uma escova de dentes eléctrica para manter uma higiene oral óptima. Alguns clínicos recomendam a utilização de clorhexidina e enxaguamento com ácido fólico para reduzir a inflamação gengival em pacientes com distúrbios convulsivos que apresentem sobrecrescimento gengival. A cirurgia de redução do tecido gengival pode ser necessária se houver um crescimento excessivo significativo. Outros efeitos secundários orais da fenitoína incluem o desenvolvimento de lesões intra-orais que se assemelham clinicamente a lesões de lúpus e inchaço dos lábios. Os DEA podem causar diminuição do fluxo salivar, e os prestadores de cuidados de saúde orais podem notar um aumento da cárie dentária e candidíase oral em pacientes que utilizam estes medicamentos.

Para pacientes com distúrbios convulsivos que correm um risco acrescido de desenvolver cárie dentária, o flúor tópico deve ser considerado, e os agentes antifúngicos devem ser prescritos se se desenvolver candidíase oral. Estomatite, glossite, e ulcerações são manifestações orais comuns em pacientes com DEA. [3]O flúor tópico deve ser considerado para casos com doenças convulsivas com risco aumentado de cárie dentária, e os agentes antifúngicos devem ser especificados se a candidíase oral se desenvolver. Estomatite, glossite, e ulcerações são manifestações orais típicas em casos de DEA. [3]

DIAGNÓSTICO DIFERENCIAL

Feitiços semelhantes a apreensões podem resultar de uma variedade de causas. A distinção entre um evento sincopal e uma apreensão é crítica. Ambos os eventos têm um início súbito. Em eventos sincopais, a inconsciência é breve e o regresso à plena consciência é imediato e sem confusão. A incontinência pode ocorrer com qualquer tipo de evento. A síncope está por vezes associada a movimentos motores que se assemelham a uma convulsão. [166]

Seguem-se algumas imitações de apreensões: [167]

- Síncope, síncope convulsiva
- Apreensões psicogénicas não-epilépticas
- Concussão convulsiva
- Perturbações do movimento
- Movimentos relacionados com o sono
- Concussão convulsiva

CONCLUSÃO

As perturbações neuromusculares são um termo amplo que engloba uma vasta gama de doenças com manifestações variadas. Doenças musculares, miopatias, condições neuromusculares e distúrbios neuromusculares referem-se a um grupo de condições que afectam quer os músculos, quer os dos braços e pernas, quer os nervos que controlam os músculos.

Existem numerosos tipos de doenças musculares. A gravidade das condições e a forma como estas afectam os indivíduos diferem umas das outras. A maioria das condições são progressivas, fazendo com que os músculos se enfraqueçam gradualmente ao longo do tempo. A mobilidade das pessoas é dificultada, o que pode resultar em incapacidade. Estas doenças afectam também bebés, crianças e adultos, tanto homens como mulheres, e pessoas de todas as etnias. As condições podem ser herdadas ou adquiridas.

Algumas doenças neuromusculares têm sintomas que aparecem na infância, enquanto outras podem aparecer na infância ou na vida adulta. Dependendo do tipo de desordem neuromuscular e da estrutura biológica afectada, os sintomas podem manifestar-se em diferentes partes do corpo.

Deve-se notar que as perturbações neuromusculares podem ser herdadas ou resultar de uma mutação genética espontânea. Há também a possibilidade de uma reacção do sistema imunitário causar uma doença neuromuscular.

Os sintomas típicos incluem:

- Fadiga muscular.
- Entorpecimento ou perda de sensação
- Desperdício muscular.
- Problemas de equilíbrio e controlo motor.
- Problemas respiratórios e de deglutição

Algumas doenças neuromusculares são extremamente raras, e os profissionais de saúde podem não estar familiarizados com elas.

Os médicos devem realizar um exame médico minucioso sobre o paciente e inquirir sobre a sua história familiar. É fundamental examinar os reflexos do paciente, força muscular e outros sintomas. Para confirmar mutações genéticas ou história familiar, podem ser realizados testes genéticos.

Outros testes que podem determinar o diagnóstico correcto incluem:

Biópsia muscular e medição dos níveis de CK (creatina cinase) nos tecidos É realizada uma análise ao sangue para verificar a existência de enzimas elevadas. Ressonância magnética (MRI) e electromiografia (EMG) (MRI). São realizados estudos de condução nervosa para examinar os sinais nervosos que viajam do nervo para o músculo. Para detectar a inflamação, o líquido cefalorraquidiano (LCR) é recolhido através de punção lombar.

Mais de 150 tipos diferentes de distúrbios neuromusculares são descobertos todos os anos. Algumas destas condições são as seguintes:

- M.S. (Esclerose Múltipla)
- M.G. (Myasthenia Gravis)
- Paralisia do Sino
- Transtornos epilépticos
- Neuropatia do Trigémeo
- Doença de Alzheimer
- Doenças cardiovasculares

Actualmente não existe cura para as doenças neuromusculares. No entanto, estão a ser realizadas pesquisas, e estão a ser desenvolvidos vários medicamentos e terapias genéticas para encontrar formas de curar essas condições. Os sintomas estão a ser tratados, a qualidade de vida está a melhorar e a progressão da doença está atrasada. Fisioterapia, terapia ocupacional e cirurgia são todos componentes essenciais da gestão das doenças neuromusculares em crianças e adultos.

A maioria dos pacientes terá avaliações regulares (de 6 a 12 meses, dependendo da gravidade) para registar quaisquer preocupações ou alterações. O protocolo de fisioterapia deve documentar se houve deterioração ou melhoria; a presença de dor, quedas, ou problemas na escola deve ser adequadamente referenciada. As modificações domiciliárias devem ser implementadas se o paciente começar a perder funções ou se ficar imóvel em casa.

A independência deve ser a principal prioridade neste grupo de doentes. O indivíduo deve ser cuidadosamente avaliado. Para pacientes ambulantes, é fundamental considerar a velocidade, a distância e as razões para parar. O tipo de cadeira de rodas utilizada por pessoas não ambulantes pode determinar o seu nível de independência.

REFERÊNCIA

1.https://www.rcn.org.uk/clinical-topics/neuroscience enfermagem/perturbações neuromusculares

2. Brett M. Morrison e John W. Griffin-Neuromuscular Diseases: CAPÍTULO-15

3. Burket's: Livro-texto de Medicina Oral: Michael Glick- 12th Edição

4. Mel Mupparapu, DMD, MDSa, Eugene Ko, DMD, MSa, Temitope T. Omolehinwa, DMD, DScDa , Avneesh Chhabra, MD: Distúrbios Neurológicos da Região Maxilofacial:2019

5. Patel DK, Levin KH. Paralisia de Bell: exame clínico e gestão. Cleve Clin J Med 2015;82:419-26.

6. Adour KK. Incidência e gestão da paralisia de Bell. In: Fisch U, editor. Cirurgia do nervo facial. 1ª edição. Amstelveen (Países Baixos): Kugler Medical Publications; 1977. p. 319-28.

7. Owusu JA, Stewart M, Boahene K. Paralisia dos nervos faciais. Med Clin North Am 2018;102:1135-43.

8.JEFFREY D. TIEMSTRA, MD, e NANDINI KHATKHATE, MD, Universidade de Illinois no Chicago College of Medicine, Chicago, Illinois- Bell's Palsy: Diagnóstico e Gestão. Jornal AFP: 2007 Oct 1;76(7):997-1002.

9.Peitersen E. Bell: o curso espontâneo de 2.500 paralisias do nervo facial periférico de diferentes etiologias. Acta Otolaryngol Suppl 2002;(549):4-30.

10.Zhou W, Pool V, DeStefano F, Iskander JK, Haber P, Chen RT, para o Grupo de Trabalho VAERS. Um sinal potencial da paralisia de Bell após vacinas da gripe inactivada por via parenteral: relatórios para o Sistema de Notificação de Eventos Adversos da Vacina (VAERS) - Estados Unidos, 1991-2001. *Pharmacoepidemiol Drug Saf.* 2004;13:505–10.

11.Izurieta HS, Haber P, Wise RP, Iskander J, Pratt D, Mink C, et al. Eventos adversos relatados após a vacina da gripe intranasal ao vivo, adaptada ao frio [Correcção publicada aparece em JAMA 2005;294:3092]. *JAMA*. 2005;294:2720–5.

12. Zhou W, Pool V, Iskander JK, English-Bullard R, Ball R, Wise RP, et al. Vigilância para a segurança após a imunização: Vaccine Adverse Event Reporting System (VAERS) -United States, 1991-2001 [A correcção publicada aparece em MMWR Morb Mortal Wkly Rep 2003;52:113]. *MMWR Surveyill Summ.* 2003;52:1–24.

13. Mutsch M, Zhou W, Rhodes P, Bopp M, Chen RT, Linder T, et al. Utilização da vacina da gripe intranasal inactivada e o risco de paralisia de Bell na Suíça. *N Engl J Med.* 2004;350:896–903.

14.Salvarani C, Pipitone N, Versari A, et al. Características clínicas da polimialgia reumática e da arterite de células gigantes. Nat Rev Rheumatol 2012;8:509-21

15.Soldatos T, Batra K, Blitz AM, et al. Nervos cranianos inferiores. Neuroimaging Clin N Am 2014;24:35-47.

16. Allen D, Dunn L. Aciclovir ou valaciclovir para paralisia facial de Bell (paralisia facial idiopática). *Cochrane Database Syst Rev.* 2004;(3):CD001869.

17.Hato N, Yamada H, Kohno H, Matsumoto S, Honda N, Gyo K, et al. Valacyclovir e tratamento de prednisolona para a paralisia de Bell: um estudo multicêntrico, aleatório, controlado por placebo. *Otol Neurotol.* 2007;28:408–13.

18.Hato N, Matsumoto S, Kisaki H, Takahasi H, Wakisaka H, Honda N, et al. Eficácia do tratamento precoce da paralisia de Bell com aciclovir oral e prednisolona. *Otol Neurotol.* 2003;24:948–51.

19.Gillman GS, Schaitkin BM, May M, Klein SR. A paralisia de Bell na gravidez: um estudo dos resultados da recuperação. *Otolaryngol Head Neck Surg.* 2002;126:26-30.

20.Gilden DH. Prática clínica. Paralisia do sino. *N Engl J Med.* 2004;351:1323–31.

21. Morris AM, Deeks SL, Hill MD, Midroni G, Goldstein WC, Mazzulli T, et al. Incidência e espectro de doenças anualizadas a partir de uma investigação de um surto de paralisia de Bell. *Neuroepidemiologia.* 2002;21:255–61.

22.Grogan PM, Gronseth GS. Parâmetro de prática: esteróides, aciclovir, e cirurgia para paralisia de Bell (uma revisão baseada em provas): relatório do Subcomité de Padrões de Qualidade da Academia Americana de Neurologia. *Neurologia*. 2001;56:830–6. Acedido a 17 de Abril de 2007, em: http://www.aan.com/professionals/practice/pdfs/gl0064.pdf

23. He L, Zhou D, Wu B, Li N, Zhou MK. Acupunctura para a paralisia de Bell. *Cochrane Database Syst Rev.* 2004;(1):CD002914.

24. Grob D: Curso e gestão de myasthenia gravis. JAMA 1953, 153:529-532.

25.Grob D, Brunner NG, Namba T: O curso natural da miastenia gravis e os efeitos das medidas terapêuticas. Ann NY Acad Sci 1981, 377:652-669

26. Berrih-Aknin S, Frenkian-Cuvelier M, Eymard B (2014) Diagnóstico e classificação clínica da miastenia gravis auto-imune. J Autoimmun 48-49, 143-148

27. Drachman DB (1994) Myasthenia gravis. N Engl J Med 330, 1797-1810.

28. Verschuuren JJGM, Huijbers MG, Plomp JJ, Niks EH, Molenaar PC, Martinez-Martinez P et al. (2013) Patofisiologia da

miastenia gravis com anticorpos ao receptor de acetilcolina, quinase específica do músculo e proteína de baixa densidade relacionada com o receptor de lipoproteína 4. Autoimm Rev 12, 918-923.

29.Hoch W, McConville J, Helms S, Newsom-Davis J, Melms A, Vincent A (2001) Auto-anticorpos para o receptor tirosina quinase MuSK em doentes com miastenia gravis sem anticorpos receptores de acetilcolina. Nat Med 7, 365-368.

30.Leite MI, Jacob S, Viegas S, Cossins J, Clover L, Morgan BP et al. (2008) IgG1 anticorpos para receptores de acetilcolina em myasthenia gravis 'seronegativa'. Cérebro 131, 1940-1952.

31.Higuchi O, Hamuro J, Motomura M, Yamanashi Y (2011) Autoanticorpos à proteína 4 relacionada com os receptores de lipoproteínas de baixa densidade em myasthenia gravis. Ann Neurol 69, 418-422.

32.Le Panse R, Bismuth J, Cizeron-Clairac G, Weiss JM, Cufi P, Dartevelle P et al. (2010) Thymic remodeling associado com hiperplasia na miastenia gravis. Autoimunidade 43, 401-412.

33.Marx A, Pfister F, Schalke B, Saruhan-Direskeneli G, Melms A, Ströbel P (2013) Os diferentes papéis do timo na patogénese dos vários subtipos de myasthenia gravis. Autoimmum Rev 12, 875-884

34.Berrith-Aknin S, Ragheb S, Le Panse R, Lisak RP (2013) Centros germinais ectópicos, BAFF e terapia anti-células B em myasthenia gravis. Autoimun Rev 12, 885-893.

35.Luchanok U, Kaminski HJ (2008) Ocular myasthenia: recomendações de diagnóstico e tratamento e a base de provas. Curr Opinião Neurol 21, 8-15.

36.Schneider PE (1983) Gestão dentária de uma criança com miasténia grave gravis. Spec Care Dentist 3, 266-270. 14.

37.Calcaterra TC, Stern F, Herrman C Jr, Mulder DG (1972) The otolaryngologist's role in myasthenia gravis. Trans Am Acad Ophthalmol Otolaryngol 76, 308-312.

38. Thomas CE, Mayer SA, Gungor Y, Swarup R, Webster EA, Chang I et al. (1997) Myasthenic crisis: clinical features, mortality, complications, and risk factors for prolonged intubation. Neurologia 48, 1253-1260.

39. Berrouschot J, Baumann I, Kalischewski P, Sterker M, Schneider D (1997) Therapy of myasthenic crisis. Crit Care Med 25, 1228-1235.

40. Jaretzki A 3rd, Barohn RJ, Ernstoff RM, Kaminsky HJ, Keesey JC, Penn AS et al. (2000) Myasthenia gravis: recomendações para normas de investigação clínica. Neurologia 55, 16-23.

41. Alkhawajah NM, Oger J (2013) Late-onset myasthenia gravis: uma revisão quando a incidência nos adultos mais velhos continua a aumentar. Nervo Muscular 48, 705-710.

42. Statland JM, Ciafaloni E (2013) Myasthenia gravis: cinco coisas novas. Neurol Clin Pract 3, 126-133

43. Deymeer F, Gungor-Tuncer O, Yilmaz V, Parman Y, Serdaloglu P, Ozdemir C et al. (2007) Clinical comparison of anti-MuSK- vs anti-AChR-positive and seronegative myasthenia gravis. Neurologia 68, 609-611.

44. Leite MI, Jacob S, Viegas S, Cossins J, Clover L, Morgan BP et al. (2008) IgG1 anticorpos para receptores de acetilcolina em myasthenia gravis 'seronegativa'. Cérebro 131, 1940-1952

45. Hopkins LC (1994) Clinical features of myasthenia gravis. Neurol Clin 12, 243-261.

46.Vincent A, Bowen J, Newsom-Davis J, McCoville J (2003) Seronegative generalized myasthenia gravis: clinical features, antibodies, and their targets. Lancet Neurol 2, 99-106

47. Oh SJ, Kim DE, Kuruoglu R, Bradley RJ, Dwyer D (1992) Diagnostic sensitivity of the laboratory tests in myasthenia gravis. Nervo Músculo 15, 720-724.

48. Howard JF Jr (2013) Electrodiagnóstico das perturbações de transmissão neuromuscular. Phys Med Rehabil Clin N Am 24, 169-192.

49. Oh SJ, Hatanaka Y, Hemmi S, Young AM, Scheufele ML, Nations SP et al. (2006) Repetitive nerve stimulation of facial muscles in MuSK antibody-positive myasthenia gravis. Nervo Músculo 33, 500-504.

50. Juel VC, Massey JM (2007) Myasthenia gravis. Orphanet J Rare Dis 2, 44

51. Kissel JT, Franklin GM (2000) Treatment of myasthenia gravis: a call to arms (Tratamento da miastenia gravis: um apelo às armas). Neurologia 55, 3-4.

52. Vincent A, Palace J, Hilton-Jones D (2001) Myasthenia gravis. Lancet 357, 2122-2128.

53. Sieb JP (2005) Myasthenia gravis: novas opções terapêuticas emergentes. Curr Opinião Pharmacol 5, 303-307

54. Lewis RA (2013) Myasthenia gravis: novas abordagens terapêuticas baseadas na fisiopatologia. J Neurol Sci 333, 93-98 Blalock A, Mason MF, Morgan HJ, Riven SS (1939)

55. Ambrogi V, Mineo TC (2012) Timo ectópico activo prevê mau resultado após timectomia na classe III myasthenia gravis. J Thorac Cardiovasc Surg 143, 601-606.

56. Mineo TC, Ambrogi V (2013) Resultados após a timectomia na classe I myasthenia gravis. J Thorac Cardiovasc Surg 145, 1319-1324.

57.Jamal BT, Herb K (2009) Gestão perioperatória de doentes com miastenia gravis: prevenção, reconhecimento, e tratamento. Oral Surg Oral Med Oral Pathol Oral Radiol Endod 107, 612-615.

58. https://www.google.com/search diagnóstico diferencial de miastenia gravis

59.H. S. Loh, S. Y. Ling, P. Shanmuhasuntharam, R. Zain, J. F. Yeo, e S. P. Khoo, "Neuralgia do trigémeo". A retrospective survey of a sample of patients in Singapore and Malaysia", Australian Dental Journal, vol. 43, no. 3, pp. 188-191, 1998.

60.P. Rasmussen, "Facial pain II. Um estudo prospectivo de 1052 pacientes com vista a..: Carácter dos ataques, início, curso e carácter da dor", Acta Neurochirurgica, vol. 107, no. 3-4, pp. 121-128, 1990.

61.R. G. D. Sonuc‚ları, "Long-term outcomes of percutaneous retrogasserian glycerol rhizotomy in 3370 patients with trigeminal neuralgia", Turkish Neurosurgery, vol. 21, no. 1, pp. 48-52, 2011.

62. M. C. Ichida, L. Alvarenga da Silva, M. J. Teixeira, J. T. T. De Siqueira, e S. R. D. T. De Siqueira, "Avaliação funcional e sensorial de doentes com neuralgia idiopática do trigémeo":

Comparação com controlos", Clinical Neurology and Neurosurgery, vol. 130, pp. 114-121, 2015

63.P. Cascone, F. M. G. Fatone, F. Paparo, P. Arangio, e G. Iannetti, "Síndrome do impacto do trigémeo": The relationship between atypical trigeminal symptoms and antero-medial disk displacement," Cranio - Journal of Craniomandibular Practice, vol. 28, no. 3, pp. 177-180, 2010.

64. M. Penarrocha, E. Mora, J.-V. Saco ˜ an, B. Garcia, e M. Penarrocha, "Idiopathic Trigeminal Neuropathies": A Presentation of 15 Cases", Journal of Oral and Maxillofacial Surgery, vol. 67, no. 11, pp. 2364-2368, 2009.

65. A.M. Hegarty e J. M. Zakrzewska, "Differential diagnosis for orofacial pain, including sinusitis, TMD, trigeminal neuralgia," Dental update, vol. 38, no. 6, pp. 396-400, 2011.

66. P. J. Jannetta, "Compressão arterial do nervo trigémeo nas pons em doentes com neuralgia do trigémeo". 1967", Journal of neurosurgery, vol. 107, no. 1, pp. 216-219, 2007.

67. P. J. Hamlyn e T. T. King, "Neurovascular compression in trigeminal neuralgia": A clinical and anatomical study", Journal of Neurosurgery, vol. 76, no. 6, pp. 948-954, 1992

68. D. A. Crooks e J. B. Miles, "Trigeminal neuralgia due to vascular compression in multiple sclerosis - Post-mortem

findings", British Journal of Neurosurgery, vol. 10, no. 1, pp. 85-88, 1996.

69. K. Toda, "Etiology of Trigeminal Neuralgia", Oral Science International, vol. 4, no. 1, pp. 10-18, 2007.

70. S. Love e H. B. Coakham, "Neuralgia do trigémeo": Pathology and pathogenesis", Brain, vol. 124, no. 12, pp. 2347-2360, 2001.

71. Y. Fan, "Management of trigeminal neuralgia", Medical Bulletin, vol. 11, no. 12, pp. 3-4, 2006.

72. N. M. H. McLeod, K. M. Tekeli, e J. Cheriyan, "Trigeminal neuralgia: avaliação e gestão por cirurgiões orais e maxilofaciais no Reino Unido", British Journal of Oral and Maxillofacial Surgery, vol. 47, no. 1, pp. 42-45, 2009

73. F. Roncallo, I. Turtulici, G. Macchia, E. Arena, N. Bisio, e A. Bartolini, "Neuropatia do trigémeo": A pictorial essay", Rivista di Neuroradiologia, vol. 12, no. 5, pp. 659-677, 1999.

74. T. J. Nurmikko e P. R. Eldridge, "Trigeminal neuralgia - Patofisiologia, diagnóstico e tratamento actual", British Journal of Anaesthesia, vol. 87, no. 1, pp. 117-132, 2001.

75. S. Katusic, C. M. Beard, E. Bergstralh, e L. T. Kurland, "Incidence and clinical features of trigeminal neuralgia, Rochester, Minnesota, 1945-1984", Annals of Neurology, vol. 27, no. 1, pp. 89-95, 1990.

76. J S. H. A. Koopman, J. P. Dieleman, F. J. Huygen, M. de Mos, C. G. M. Martin, e M. C. J. M. M. Sturkenboom, "Incidência de dor facial na população em geral", Pain, vol. 147, no. 1-3, pp. 122-127, 2009.

77. A.Rehman, I. Abbas, S. A. Khan, E. Ahmed, F. Fatima, e S. A. Anwar, "Spectrum of trigeminal neuralgia", Journal of Ayub Medical College Abbottabad, vol. 25, no. 1-2, pp. 168-171, 2013.

78. A.Fisher, J. M. Zakrzewska, e P. N. Patsalos, "Neuralgia do trigémeo": Current treatments and future developments", Expert Opinion on Emerging Drugs, vol. 8, no. 1, pp. 123-143, 2003.

79. D. Bahgat, D. K. Ray, A. M. Raslan, S. McCartney, e K. J. Burchiel, "Trigeminal neuralgia in young adults", Journal of Neurosurgery, vol. 114, no. 5, pp. 1306-1311, 2011.

80. Khan, S. Khan, e U. Khitab, "Occurrence and clinical charaistics of trigeminal neuralgia: a study", Cell, vol. 300, no. 1, pp. 6-9, 2014.

81. L. LeResche, L. A. Mancl, M. T. Drangsholt, G. Huang, e M. V. Korff, "Predictors of onset of facial pain and temporomandibular disorders in early adolescence", Pain, vol. 129, no. 3, pp. 269- 278, 2007.

82. J. L. Eller, A. M. Raslan, e K. J. Burchiel, "Trigeminal neuralgia: definição e classificação", Neurosurgical focus, vol. 18, no. 5, pp. 1-3, 2005.

83. L. Bennetto, N. K. Patel, e G. Fuller, "Trigeminal neuralgia and its management", British Medical Journal, vol. 334, no. 7586, pp. 201-205, 2007.

84. A. B. O'Connor, S. R. Schwid, D. N. Herrmann, J. D. Markman, e R. H. Dworkin, "Pain associated with multiple sclerosis: systematic review and proposed classification", Pain, vol. 137, no. 1, pp. 96-111, 2008.

85. N. Putzki, A. Pfriem, V. Limmroth et al., "Prevalência de enxaqueca, dor de cabeça tipo tensão e neuralgia do trigémeo na esclerose múltipla", European Journal of Neurology, vol. 16, no. 2, pp. 262-267, 2009.

86. F. M. Boneschi, B. Colombo, P. Annovazzi et al., "Lifetime and real prevalence of pain and headache in multiple

87. W. Hong, X. Zheng, Z. Wu et al., "Clinical features and surgical treatment of trigeminal neuralgia caused solely by venous compression", Acta Neurochirurgica, vol. 153, no. 5, pp. 1037- 1042, 2011.

88. G. H. Fromm e B. J. Sessle, "Pathophysiology of trigeminal neuralgia," in Trigeminal neuralgia: conceitos actuais sobre

patogénese e tratamento, Butterworth-Heinemann, Boston, Mass, USA, 1991.

89. T. C. Brightbill, R. S. Goodwin, e R. G. Ford, "Magnetic ressonance imaging of intracranial hypotension syndrome with pathophysiological correlation", Headache, vol. 40, no. 4, pp. 292-299, 2000.

90. D. A. Hilton, S. Love, T. Gradidge, e H. B. Coakham, "Pathological findings associated with trigeminal neuralgia caused by vascular compression", Neurosurgery, vol. 35, no. 2, pp. 299-303, 1994.

91. M. Devor, R. Govrin-Lippmann, e Z. H. Rappaport, "Mecanismo de neuralgia do trigémeo": An ultrastructural analysis of trigeminal root specimens obtained during microvascular descompression surgery", Journal of Neurosurgery, vol. 96, no. 3, pp. 532-543, 2002.

92. K. J. Burchiel, "Abnormal impulse generation in focusally demyelinated trigeminal roots", Journal of Neurosurgery, vol. 53, no. 5, pp. 674-683, 1980.

93. Z. H. Rappaport e M. Devor, "Trigeminal neuralgia: The role of self-sustaining discharge in the trigeminal ganglion", Pain, vol. 56, no. 2, pp. 127-138, 1994.

94. A. Delitala, A. Brunori, e F. Chiappetta, "Neuralgia do trigémeo resultante do enfarte da zona de entrada da raiz do

nervo trigémeo": Case report", Neurosurgery, vol. 45, no. 1, pp. 199-203, 1999.

95. T. Nomura, K. Ikezaki, T. Matsushima, e M. Fukui, "Neuralgia do trigémeo": Differentiation between intracranial mass lesions and ordinary vascular compression as causative lesions", Neurosurgical Review, vol. 17, no. 1, pp. 51-57, 1994.

96. M. P. Sindou, M. Chiha, e P. Mertens, "Anatomical findings observed during microsurgical approaches of the cerebellopontine angle for vascular descompression in trigeminal neuralgia (350 casos)", Stereotactic and Functional Neurosurgery, vol. 63, no. 1-4, pp. 203-207, 1994.

97. T. Hori, H. Numata, Y. Hokama, K. Muraoka, M. Takami, e Y. Saito, "Trigeminal pain caused by a parapontine epidermal cyst," Surgical Neurology, vol. 19, no. 6, pp. 517-519, 1983.

98. K. Y. Ogleznev, Y. A. Grigoryan, e K. V. Slavin, "Parapontine epidermoid tumours presenting as trigeminal neuralgias: Anatomical findings and operative results", Acta Neurochirurgica, vol. 110, no. 3-4, pp. 116-119, 1991.

99. J. Yang, T. M. Simonson, A. Ruprecht, D. Meng, S. D. Vincent, e W. T. C. Yuh, "Magnetic ressonance imaging used to assess patients with trigeminal neuralgia," Oral Surgery, Oral Medicine, Oral Pathology, Oral Radiology, and Endodontics, vol. 81, no. 3, pp. 343-350, 1996.

100. C. Denny E, J. Priya K, e R. Ongole, "Trigeminal neuralgia: conceitos actuais na gestão médica", World Journal of Dentistry, vol. 1, no. 1, pp. 43-46, 2010.

101. G. Cruccu, G. Gronseth, J. Alksne et al., "AAN-EFNS guidelines on trigeminal neuralgia management", European Journal of Neurology, vol. 15, no. 10, pp. 1013-1028, 2008.

102. R. M. Krafft, "Trigeminal neuralgia", American Family Physician, vol. 77, no. 9, pp. 1291-1296, 2008. esclerose," Multiple Sclerosis, vol. 14, no. 4, pp. 514-521, 2008

103. A. Jainkittivong, V. Aneksuk, e R. P. Langlais, "Neuralgia do trigémeo": A retrospective study of 188 Thai cases", Gerodontology, vol. 29, no. 2, pp. e611-e617, 2012

104. J. M. Zakrzewska e R. McMillan, "Trigeminal neuralgia: The diagnosis and management of this excruciating and poorly understood facial pain", Postgraduate Medical Journal, vol. 87, no. 1028, pp. 410-416, 2011.

105. S. Katusic, D. B. Willaims, C. M. Beard, E. J. Bergstralh, e L. T. Kurland, "Epidemiology and clinical features of idiopathic trigeminal neuralgia and glossopharyngeal neuralgia: Similarities and differences, rochester, minnesota, 1945-19841," Neuroepidemiology, vol. 10, no. 5-6, pp. 276-281, 1991.

106. A. Joffroy, M. Levivier, e N. Massager, "Trigeminal neuralgia pathophysiology and treatment", Acta Neurologica Belgica, vol. 101, no. 1, pp. 20-25, 2001.

107. N. M. H. McLeod e D. W. Patton, "Peripheral alcohol injections in the management of trigeminal neuralgia", Oral Surgery, Oral Medicine, Oral Pathology, Oral Radiology and Endodontology, vol. 104, no. 1, pp. 12-17, 2007.

108. Comité de classificação das dores de cabeça da sociedade internacional da dor de cabeça (IHS), "The international classification of headache disorders", Cephalalgia, vol. 24, no. 9, 2004.

109. S. E. Nishi, M. Khan, S. J. Yusufzai, e N. B. Jamayet, "Tooth loss and need for replacement of teeth among adult population attending out patient department of two dental colleges in uttara, Dhaka: a cross-sectional study", International Journal of Preventive and Public Health Sciences, vol. 1, no. 1, p. 5, 2015.

110. Mohammad Khan,1.Shamima Easmin Nishi, 2.Siti Nazihahasma Hassan,3.Md. Asiful Islam,4 e Siew Hua Gan4 Trigeminal Neuralgia, Glossopharyngeal Neuralgia, e Myofascial Pain Dysfunction Syndrome: An Update Volume 2017, Artigo ID 7438326, 18 páginas

111. Chhabra A, Bajaj G, Wadhwa V, et al. MR avaliação neurográfica da dor facial e cervical: nervos craniossespinhais normais e anormais abaixo da base do crânio. Radiographics 2018;38(5):1498–513.

112. Zuniga JR, Mistry C, Tikhonov I, et al. Neurografia de ressonância magnética de neuropatias periféricas traumáticas e não traumáticas do trigémeo. J Oral Maxillofac Surg 2018;76:725-36.

113. Dessouky R, Xi Y, Zuniga J, et al. Papel da neurografia da RM para o diagnóstico de lesões do nervo trigémeo periférico em doentes com extracção prévia de dentes molares. AJNR Am J Neuroradiol 2018;39:162-9.

114. Cox B, Zuniga JR, Panchal N, et al. Neurografia por ressonância magnética na gestão da neuropatia do trigémeo periférico: experiência num centro de cuidados terciários. Eur Radiol 2016;26:3392-400

115. J. S. H. A. Koopman, L. M. De Vries, J. P. Dieleman, F. J. Huygen, B. H. C. Stricker, e M. C. J. M. M. Sturkenboom, "A national study of three invasive treatments for trigeminal neuralgia", Pain, vol. 152, no. 3, pp. 507-513, 2011.

116. J. C. Taylor, S. Brauer, e M. L. E. Espir, "Long-term treatment of trigeminal neuralgia with carbamazepine", Postgraduate Medical Journal, vol. 57, no. 663, pp. 16-18, 1981.

117. N. Finnerup, N. Attal, S. Haroutounian et al., "Pharmacotherapy for neuropathic pain in adults: a systematic review and metaanalysis", The Lancet Neurology, vol. 14, no. 2, pp. 162-173, 2015.

118 .S. H. Sindrup e T. S. Jensen, "Efficacy of pharmacological treatments of neuropathic pain: an update and effect related to mechanism of drug action", Pain, vol. 83, no. 3, pp. 389-400, 1999.

119. R. Dubner, Y. Sharav, R. H. Gracely, e D. D. Price, "Idiopathic trigeminal neuralgia: características sensoriais e mecanismos da dor", Pain, vol. 31, no. 1, pp. 23-33, 1987.

120. R. Tate, L. M. Rubin, e K. C. Krajewski, "Treatment of refractory trigeminal neuralgia with intravenous phenytoin", American Journal of Health-System Pharmacy, vol. 68, no. 21, pp. 2059- 2061, 2011

121. K. A. Baker, J. W. Taylor, e G. E. Lilly, "Treatment of trigeminal neuralgia: Uso de baclofeno em combinação com carbamazepina", Clinical Pharmacy, vol. 4, no. 1, pp. 93-96, 1985.

122.P. J. Wiffen, S. Collins, H. McQuay, D. Carroll, A. Jadadad, e A. Moore, "Anticonvulsivantes para dor aguda e crónica", Cochrane Database of Systematic Reviews, no. 3, Artigo ID CD001133, 2005.

123. G. Lunardi, M. Leandri, C. Albano et al., "Clinical effectiveness of lamotrigine and plasma levels in essential and

symptomatic trigeminal neuralgia", Neurology, vol. 48, no. 6, pp. 1714-1717, 1997.

124. S. Shaikh, H. B. Yaacob, e R. B. Abd Rahman, "Lamotrigine for trigeminal neuralgia": Eficácia e segurança em comparação com a carbamazepina", Journal of the Chinese Medical Association, vol. 74, no. 6, pp. 243-249, 2011.

125. T. Sist, V. Filadora, M. Miner, e M. Lema, "Gabapentina para neuralgia idiopática do trigémeo": Relatório de dois casos", Neurology, vol. 48, no. 5, p. 1467, 1997.

126. C. K. Pandey, N. Singh, e P. K. Singh, "Gabapentin for refractory idiopathic trigeminal neuralgia", Journal of the Indian Medical Association, vol. 106, no. 2, pp. 124-125, 2008.

127. J. M. Zakrzewska e P. N. Patsalos, "Drogas utilizadas na gestão da neuralgia do trigémeo", Oral Surgery, Oral Medicine, Oral Pathology, vol. 74, no. 4, pp. 439-450, 1992.

128. E. Spina e G. Perugi, "Antiepileptic drugs: Indications other than epilepsy", Epileptic Disorders, vol. 6, no. 2, pp. 57-75, 2004.

129. T. P. Jorns e J. M. Zakrzewska, "Evidence-based approach to the medical management of trigeminal neuralgia", British Journal of Neurosururgery, vol. 21, no. 3, pp. 253-261, 2007.

130. A. Ariyawardana, R. Pallegama, M. Sitheeque, e A. Ranasinghe, "Use of single-and multi-drug regimens in the management of classic (idiopathic) trigeminal neuralgia: an 11-

year experience at a single Sri Lankan institution," Journal of investigative and clinical dentistry, vol. 3, no. 2, pp. 98-102, 2012.

131. F. G. Barker II, P. J. Jannetta, D. J. Bissonette, M. V. Larkins, e H. D. Jho, "The long-term outcome of microvascular descompression for trigeminal neuralgia", New England Journal of Medicine, vol. 334, no. 17, pp. 1077-1083, 1996.

132. J. M. Taha e J. Tew J.M., "Treatment of trigeminal neuralgia by percutaneous radiofrequency rhizotomy", Neurosurgery Clinics of North America, vol. 8, no. 1, pp. 31-39, 1997.

133. D. A. Sun, L. Martin, e C. R. Honey, "Percutaneous radiofrequency trigeminal rizotomy in a patient with an implanted cardiac pacemaker," Anesthesia and Analgesia, vol. 99, no. 6, pp. 1585-1586, 2004.

134. S. S. Saini, "Reterogasserian anhydrous glycerol injection therapy in trigeminal neuralgia: observações em 552 pacientes", Journal of Neurology, Neurosurgery and Psychiatry, vol. 50, no. 11, pp. 1536-1538, 1987.

135. D. Kondziolka e L. D. Lunsford, "Percutaneous retrogasserian glycerol rhizotomy for trigeminal neuralgia: technique and expectations", Neurosurgical Focus, vol. 18, no. 5, pp. 1-4, 2005.

136. M. Mizuno, K. Saito, M. Takayasu, e J. Yoshida, "Percutaneous microcompression of the trigeminal ganglion for elderly patients with trigeminal neuralgia and patients with atypical

trigeminal neuralgia," Neurologia Medico-Chirurgica, vol. 40, no. 7, pp. 347-351, 2000.

137. Libby P, Ridker PM, Hansson GK. Progressos e desafios na tradução da biologia da aterosclerose. Natureza. 2011 Maio 19;473(7347):317-25.

138. Stary HC, Chandler AB, Dinsmore RE, Fuster V, Glagov S, Insull W, Rosenfeld ME, Schwartz CJ, Wagner WD, Wissler RW. Uma definição dos tipos avançados de lesões ateroscleróticas e uma classificação histológica da aterosclerose. Um relatório do Comité sobre Lesões Vasculares do Conselho sobre Arteriosclerose, American Heart Association. Circulação. 1995 Set 01;92(5):1355-74

139. Little JW, Falace DA, Miller CS, Rhodus NL. *Little and Falace's Dental Management of the Medically Compromised Patient.* 8ª ed. 2013. St. Louis: Elsevier; 516-519

140. **Sandy N Shah, DO, MBA, FACC, FACP, FACOI** Cardiologista: Diagnóstico Diferenciado de Aterosclerose Arterial Coronária: Abr 9,2021

141. Simmer-Beck M. Providing Evidence-Based Oral Health Care to Individuals Diagnosed With Degenerative Disorders, Part 1: Esclerose Múltipla. Acedido a 3 de Janeiro de 2017.

142. Sociedade Nacional de Esclerose Múltipla. Medicamentos e Reabilitação. Disponível em: nationalmssociety.org/Treating-MS/Medications. Acesso em 3 de Janeiro de 2017.

143. WebMD. Drogas e Medicamentos A-Z. Disponível em: webmd.com/drugs/indexdrugs. aspx. Acesso em 3 de Janeiro de 2017.

144. Associação Americana de Higienistas Dentários. Standards for Clinical Dental Hygiene Practice. Disponível em: adha.org/resources-docs/2016- Revised-Standards-for-Clinical-Dental-Hygiene- Practice.pdf. Acesso em 3 de Janeiro de 2017.

145. Baird WO, McGrother C, Abrams KR, Dugmore C, Jackson RJ. Factores que influenciam o padrão de atendimento dentário e manutenção da saúde oral para pessoas com esclerose múltipla. *Br Dent J*. 2007;202:E4.

146. Halim Fadil , Roger E Kelley, Eduardo Gonzalez-Toledo.Diagnóstico diferencial de esclerose múltipla. Revisão Int Rev Neurobiol 2007;79:393-422

147. Julia C. Greenland e Roger A. Barker Capítulo 6: O Diagnóstico Diferencial da Doença de Parkinson.

148. Gowers WR. Londres: J&A Churchill; 1886. Um manual de doenças do sistema nervoso central. Vol. II.

149. https://info.isabelhealthcare.com/blog/parkinsons-disease-differential-diagnosis.

150. Juebin Huang, MD, PhD, Departamento de Neurologia, Centro Médico da Universidade do Mississippi: Doença de Alzheimer, Março de 2021

151. Kinney JW, Bemiller SM, Murtishaw AS, et al: Inflamação como mecanismo central na doença de Alzheimer. Alzheimers Dement (NY) 4:575-590, 2018.

152.Peter L. Jacobsen, PhD, DDS: Oleksandra Eden, MD, MS - Epilepsia e a Gestão Dentária do Paciente Epiléptico: The journal of Contemporary Dental Practice, Volume 0, Número 1, 1 de Janeiro de 2008

153.J. Stephen Huff; Najib Murr-Seizure Última actualização: 13 de Setembro de 2021.

154. Huff JS, Fountain NB. Fisiopatologia e definições de convulsões e estado de epilepsia. Emerg Med Clin North Am. 2011 Fev;29(1):1-13.

155. Orringer CE, Eustace JC, Wunsch CD, Gardner LB. História natural da acidose láctica após as convulsões de grandes homens. Um modelo para o estudo de uma acidose de aniões não associada à hipercalemia. N Engl J Med. 1977 Oct 13;297(15):796-9.

156.Simon RP. Consequências fisiológicas do estatuto epilepticus. Epilepsia. 1985;26 Suppl 1:S58-66.

157.Chen JW, Wasterlain CG. Status epilepticus: fisiopatologia e gestão em adultos. Lancet Neurol. 2006 Mar;5(3):246-56

158.Fountain NB, Lothman EW. Patofisiologia do estatuto epilepticus. J Clin Neurophysiol. 1995 Jul;12(4):326-42.

159.Treiman DM, Walton NY, Kendrick C. Uma sequência progressiva de alterações electroencefalográficas durante o estado convulsivo generalizado epilepticus. Res. epilepsia 1990 Jan-Fev;5(1):49-60.

160. Harden CL, Huff JS, Schwartz TH, Dubinsky RM, Zimmerman RD, Weinstein S, Foltin JC, Theodore WH., Therapeutics and Technology Assessment Subcommittee of the American Academy of Neurology. Reavaliação: neuro-imagem no paciente de emergência que apresenta uma convulsão (uma revisão baseada em provas): relatório do Subcomité de Avaliação Terapêutica e Tecnológica da Academia Americana de Neurologia. Neurologia. 2007

161. Parâmetro de prática: neuro-imagem no paciente de emergência que se apresenta com convulsões (declaração sumária). American College of Emergency Physicians, American Academy of Neurology, American Association of Neurological

Surgeons, American Society of Neuroradiology. Ann Med. Emerg. 1996 Jul;28(1):114-8.

162. Huff JS, Melnick ER, Tomaszewski CA, Thiessen ME, Jagoda AS, Fesmire FM., American College of Emergency Physicians. Política clínica: questões críticas na avaliação e gestão de pacientes adultos que se apresentam ao departamento de emergência com convulsões. Ann Emerg Med. 2014 Abr;63(4):437-47.e15

163.Brophy GM, Bell R, Claassen J, Alldredge B, Bleck TP, Glauser T, Laroche SM, Riviello JJ, Shutter L, Sperling MR, Treiman DM, Vespa PM., Neurocritical Care Society Status Epilepticus Guideline Writing Committee. Directrizes para a avaliação e gestão do estatuto de epilepticus. Cuidados Neurocríticos. 2012 Ago;17(1):3-23.

164.Claassen J, Riviello JJ, Silbergleit R. Emergency Neurological Life Support: Estado Epilepticus. Cuidados Neurocríticos. 2015 Dez;23 Suppl 2:S136-42.

165.Kapur J, Elm J, Chamberlain JM, Barsan W, Cloyd J, Lowenstein D, Shinnar S, Conwit R, Meinzer C, Cock H, Fountain N, Connor JT, Silbergleit R., NETT e PECARN Investigadores. Investigadores do Julgamento Aleatório Silbergleit R., NETT e PECARN. Ensaio Aleatório de Três Medicamentos Anticonvulsivos para o Estado Epilepticus. N Engl J Med. 2019 Nov 28;381(22):2103-2113

166. Lin JT, Ziegler DK, Lai CW, Bayer W. Síncope convulsiva em dadores de sangue. Ann Neurol. 1982 Maio;11(5):525-8.

167.Webb J, Long B, Koyfman A. An Emergency Medicine-Focused Review of Seizure Mimics. J Med. Emerg. 2017 Maio;52(5):645-653

ÍNDICE

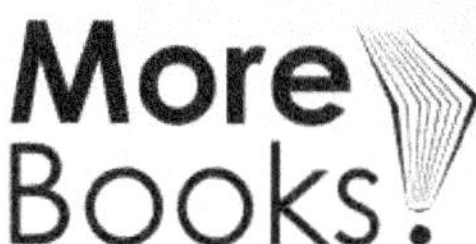

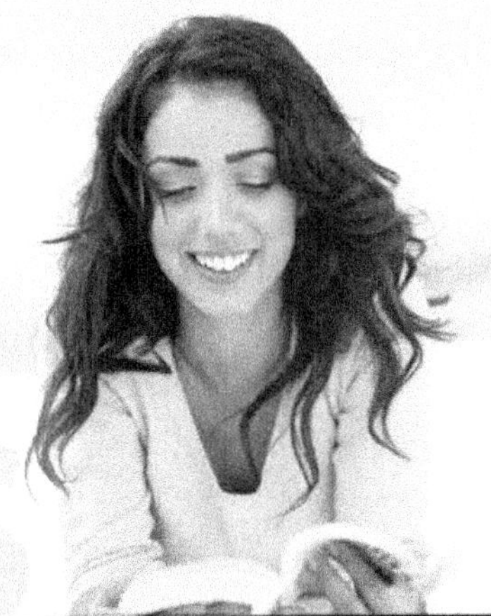

I want morebooks!

Buy your books fast and straightforward online - at one of world's fastest growing online book stores! Environmentally sound due to Print-on-Demand technologies.

Buy your books online at
www.morebooks.shop

Compre os seus livros mais rápido e diretamente na internet, em uma das livrarias on-line com o maior crescimento no mundo! Produção que protege o meio ambiente através das tecnologias de impressão sob demanda.

Compre os seus livros on-line em
www.morebooks.shop

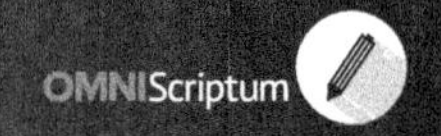

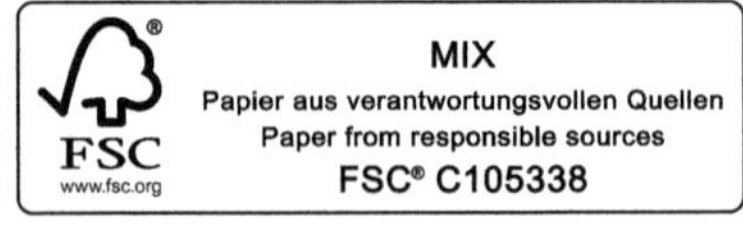

Printed by Books on Demand GmbH, Norderstedt / Germany